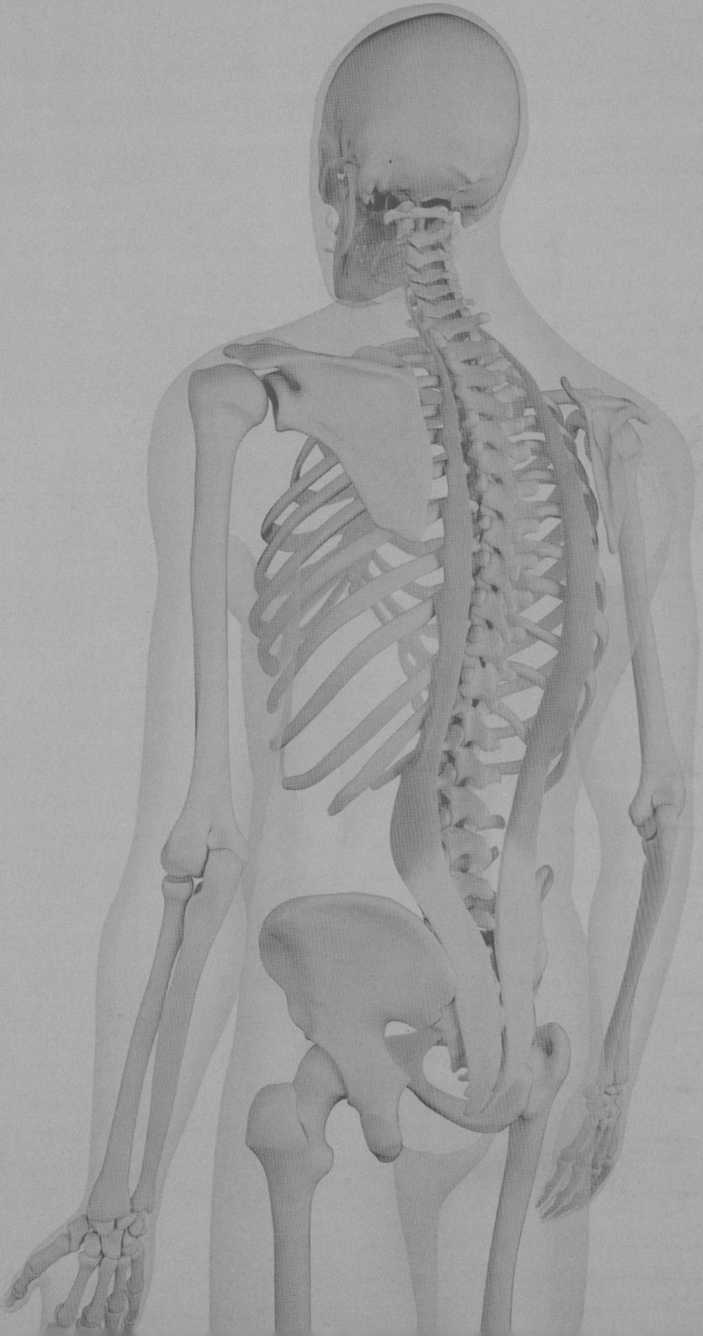

暢・銷・新・版

養骨就能救命

骨骼決定一生健康

・中國奧運冠軍指定醫師

韋貴康 著

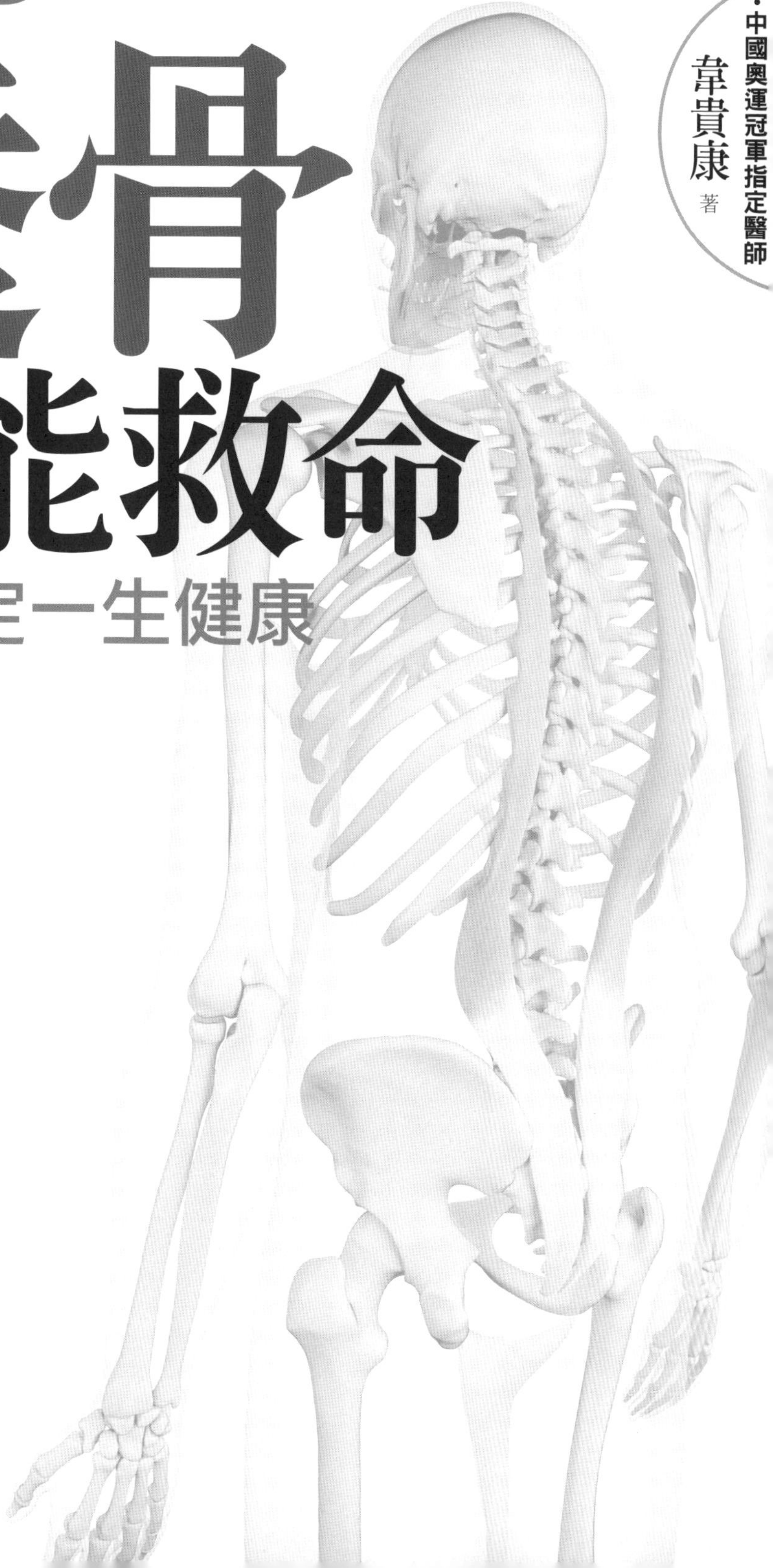

序言——聽韋院長談健康——

做健康的主人

很多人都知道，我是在骨科方面比較有經驗的中醫師，所以很多人都有這樣的想法：你韋貴康以前還曾是廣西中醫學院的院長，你家人和自己的健康肯定比別人有保障，至少保健和治療的條件比別人更好。

在這裡，我給大家講一個我自己的故事，先來說說我的母親吧。

二〇〇五年十二月的一天下午，我與夫人胡貞德去養老院看望在那裡養老的老母親，那時她已經九十三歲高齡了（若算虛歲，是九十五歲）。那天她告訴我們：今天覺得心裡有點不舒服。我當即請醫生來看，醫生說可能是心肌有點缺血，建議讓她打點滴，而一輩子從未打過點滴的母親，居然同意了。母親說沒有什麼大問題，叫我們回家吃晚飯。等她掛上點滴瓶後，我和夫人就離開了養老院，約半小時到家後，馬上接到母親親自打來的電話，說她打了一些點滴後，覺得心裡舒服多了。可是，再過十多分鐘，護士又打給我，說母親不行了，呼吸和心跳都停止了。

突如其來的消息，讓我大吃一驚，我與夫人又馬上趕回養老院。多年的臨床經驗，讓我一眼就看出了問題。天呀！天氣這麼冷，屋裡可能只有五、六度而已，點滴冷冰冰的，為什麼不加點溫啊？母親畢竟是九十多歲、心臟又不是很好的老年人啊！點滴每分鐘滴六十多次，心臟哪裡受得了？這不是急性心力衰竭致死嗎？

老母親走得那麼匆忙，我一下子接受不了這個事實，眼淚啪嗒啪嗒地就掉了下來，關於母親的一切，全在那一刻湧上心頭：父親去世得早，母親從小把我拉拔長大，幾十年都沒和我紅過臉；母親生前很簡樸，她愛吃芹菜，每天吃一到兩塊半瘦半肥的豬肉，雞蛋一兩天吃一個，豬肚、下水之類的，她不是很喜歡，豬肝則是偶爾吃一點；母親九十多歲了，和我孫子在一起時很開心，我還錄了他們倆的一段影片：我孫子拿劍，她拿刀，兩個人玩得不亦樂乎……

母親去世當晚，我馬上向院方的領導岑書記提出申訴，他平時對我母親也很關心，常到病房看望，他也感到此事太突然了。他說：「上午去看望你母親時，她還好好的，怎麼下午人就走了……」我們全家都抱著非常沉重的心情，想了很多很多，但又有何用？人都已經死了……

後來，養老院表示此事確實有處理不當之處，一個多月的房租費就免了，搶救費也免了（這搶救費主要是指點滴，再加上幾支搶救針的費用）。

想起母親一輩子很少生病，沒得過大病、沒住過醫院，我們常常叫她去醫院檢查身體，她都不願意，說自己能吃、能睡、能拉、能動，就是身體健康的表現，何必去檢查？母親大半輩子居住在偏僻的農村山區，老了才到南寧跟我或妹妹住。住在農村老家時，交通極不方便，沒有什麼醫療條件，吃的多是稻米、紅茄、瓜果、蔬菜，翻山越嶺、種田種地，偶爾有點感冒、拉肚子的毛病，也是用刮痧等土方治治就好了。來南寧住以後，有時有點小病，我開幾副中藥給她內服，很快也好了。我算了算，她一輩子的醫療費不到五百元人民幣，我對人說起，有人不太相信，但這是千真萬確的。

我是一個醫生，我很愛自己的母親，但母親卻死得那麼突然，連死因也不是那麼清楚。母親的健康，我這個醫生兒子都沒有能力守護，更不用說尋常百姓了。所以，健康還是得依賴自身，盡量自己主宰自己的命運。無論如何，總比把自己的生命交到別人手裡來得強，就像我這個醫院院長，把自己母親的生命交到醫生手裡，也不能萬全啊！

古稀之年話養骨

經歷了母親的事，我對人生有了很多新的看法。過去，我比較專注於專業領域，我的學生和同業的醫生常常說，小毛病不要找韋大夫，因為我接的病人大多是情況較嚴重的病例。但現在我出去辦講座，常常是向大家說明科普和養生的概念，並提醒大家特別注意，很多大毛病其實都是小毛病累積而成的。比如一般頸椎病造成的血管供血障礙所引起的腦缺血，若不及時有效治療，發展下去，嚴重的將導致腦血管硬化、腦萎縮和中風等；椎間盤突出症若不及時有效治療，發展下去，嚴重的會導致脊髓或馬尾神經受損，甚至造成大小便失禁、下肢癱瘓等。

此外，幾年前的一場大病，也幾乎改變了我的人生。我本來身體非常健康，但是在一天早上，心肌梗塞找上了我，若不是妻子出門後又回家，及時發現了我的病情，我肯定已經不在人世。

此後的幾年間，我一直在逐漸恢復的過程中。當時有兩位病友，我們三個都罹患同樣的病症，而且又是同事，自然同病相憐。大夥聊起來時說：「我們三個人同患心肌梗塞，老韋，我給你三條建議，三個『不離開』，如果你能做到，就沒事了。第一條，以後不能再離開單位了；第二條，不能離開家庭；第三條，不能離開老婆。還有，你得做心臟支架。」

他們兩人講的話，自己都照做了，可是沒幾年，這兩位病友都先後離開了人世。我不能肯定地說，他們選擇的方案是對還是錯，因為各人的病情與身體條件都不一樣，治療方法也應該不一樣。當時，北京的專家來南寧，也建議我做心臟搭橋手術，我謝絕了，因為我的身體已逐漸康復，加上我平時所依循的學理基礎與他們不一樣，所以選擇的方案與他們就不一樣。

我選擇了「適用藥、多行走、控情緒、調飲食」的病後調理方案，堅持用自己的辦法恢復。醫生建議我終身服藥，但我僅適量服藥，並逐步減藥，三年左右就全部停止用藥了。現在，我每年出國交流或講學二至三次，一開始是妻子陪同，到後來就自己獨自前往。我覺得我的身體在工作與鍛鍊中，已經恢復到了比較好的狀態。

寫作這本健康養生的大眾讀物是我多年來的夙願，我曾經主編出版過很多的專業教材和學科讀物，有《中醫筋傷學》這樣的全國中醫教材，也有《中國手法診治大全》這樣的學科大全，但如此認真地完成一部寫給大眾的作品，這還是第一次。寫作這本書的時候，我的腦海裡浮現的，是養育我的母親，是敬愛我的妻子，是扶助我的老朋友，是依賴我的乖孫；很多話都是自然而然地在筆下流淌而出，就彷彿在和他們傾訴一般。

在這本書每一章的開始，都有我自己身邊發生的故事，包括我和病痛對抗的經歷，我想在閱讀的過程中，大家可以忘記我專業醫生的身分，把我也當成一個努力想抓住健康的病者，一個追求幸福晚年的老人，和一個你們身邊的老朋友。

如今，此書已成，在這本歷經幾年才完成的書裡，我想向大家傳達三個概念：

1. 請大家從頭到腳，好好地審視自己的健康狀況，尤其是骨骼及肌筋等附屬組織的狀況，這是非常重要的。臨床上，大部分疾病都在骨骼及肌膚上有反應點，或呈現骨骼、關節形態的變化。讀者們可以根據書中的內容，審視檢查自己身體的各個部分，看看有哪些健康狀況是自己忽視的，有什麼習慣是需要調整的。把身體調整到最好的狀態，你將發現身體會湧出無窮無盡的激情和動力。

2. 不要害怕疾病，要對人體自身的生命力有足夠的信心。很多人得了大病就容易絕望，覺得即使治好了，身體也不行了。其實，中老年人如果能夠痛下決心，重新調整自己的生活習慣、重新安頓自己的身體，無論你是五十、六十、七十還是八十歲，健康都只是個開始。

3. 在生活裡，養骨不只是表現在生理上，同時也表現在心理上，對人的一生來說，最重要的是活得有「骨氣」。自強、自立、自給、自足，有通達樂觀的心態，病痛自然會更遠離你，快樂會圍繞在你的身邊。

韋貴康

二〇一二年九月於廣西南寧

CONTENTS 目錄

第2章 摸摸胸和背，驅除病與痛

——胸椎相關疾病的治療與預防

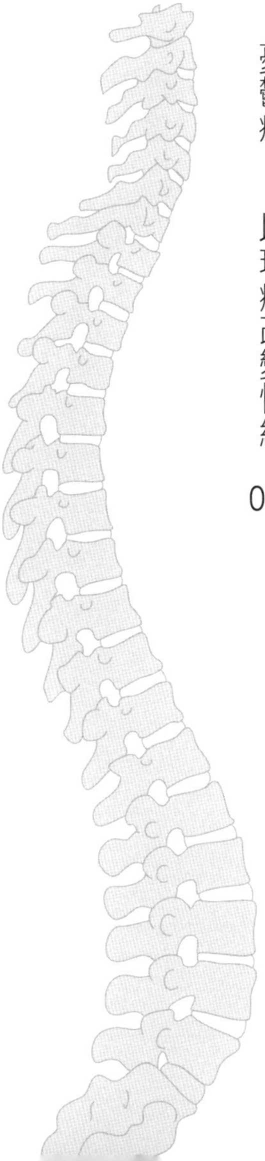

第3章 脖子常轉轉，精神自然好
—頸椎相關疾病的治療與預防

第4章 骨盆正起來，人生就剛強起來

——骨盆相關疾病的治療與預防

第5章 拍拍腰和腿，給自己一個健康的明天

——腰腿疾病的治療與預防

第6章 孩子的骨骼需要我們悉心呵護

第7章 身子好，骨才硬朗

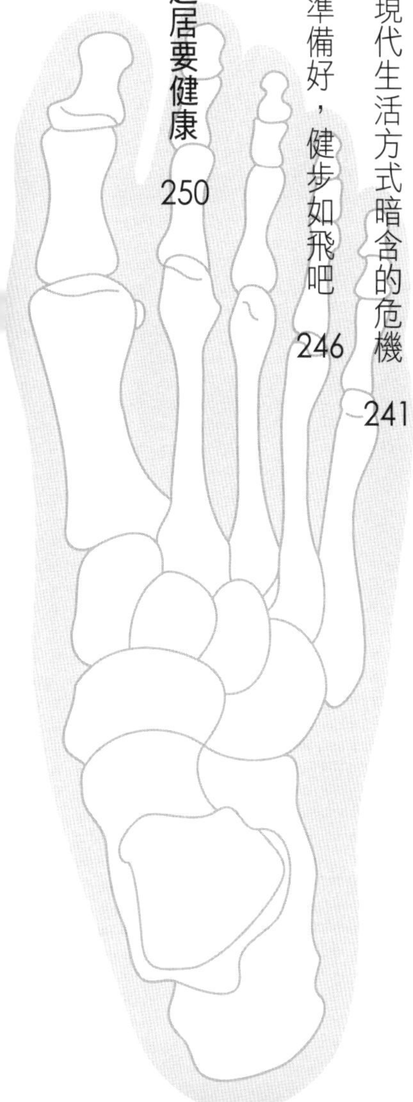

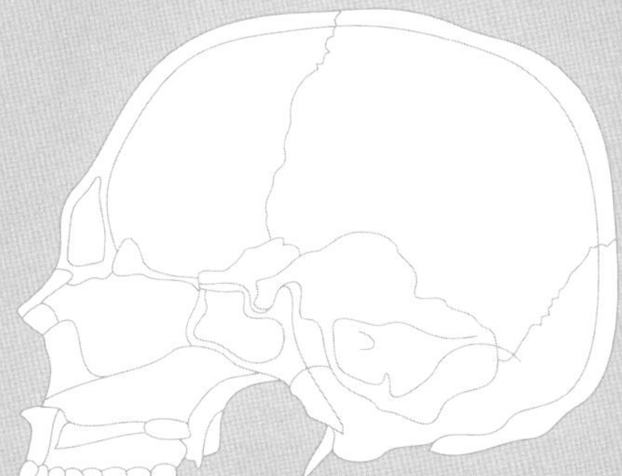

第1章 養生之計在於骨

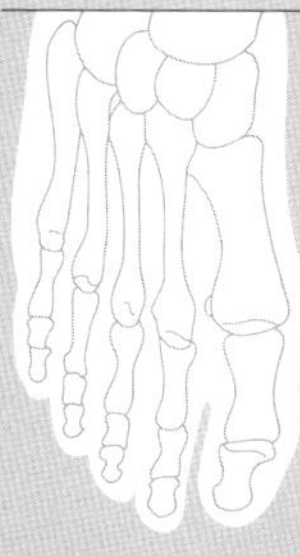

古希臘神話中，英雄阿基里斯全身刀槍不入，只有腳後跟是他唯一的致命弱點。在特洛伊戰爭中，太陽神阿波羅射中阿基里斯的腳後跟，他因此流血而亡。

這個故事一點都不誇張。如果每一位巨人都有一個「阿基里斯腱」，那姚明的軟肋無疑就在左腳上。姚明左腳腳骨屢次受傷，令他煩惱不已。小巨人一百六十三公斤的軀體，一身強健的肌肉，但離開了健康的骨頭，也一籌莫展。

全體中國人曾經在小巨人姚明身上寄予了許多希望。姚明回國治療腳傷時，我也是骨科專家組成員，參與了會診。治療之後，卻不勝唏噓。本書的編輯陳恒達也是一位籃球迷，他知道我參與了會診後，就追問我怎麼看姚明的病情——為了維護當事人的權益，基本上，我們是不公開病情的。我和小陳細聊起來，告訴他，姚明的左腳骨很容易受傷，而他腳部的筋力不足，單治骨不行，要筋骨並治。治骨治筋各有方法，特別是治筋，很重視功能的有效鍛鍊。若是治骨不治筋，傷勢很容易就會復發，要完全恢復到理想的狀態，是非常困難的。

姚明的問題很具典型性，就是力量不足。姚明第一次受傷是斷在足部的外側，第二次是斷在足部的前側，第三次斷在後側，第四次則又斷在外側，整隻腳都斷完了，所以傷很難再恢復。然而，姚明腳部的情況，特別能給一些老年人提醒，一定要重視體能，防治結合，筋骨並重；養生先養骨，而養骨要先養筋，姚明的骨骼疲勞，一定是緣於筋的疲勞。

上了年紀以後，我觀察身邊那些老朋友，那些身手俐落、腰板直挺的老人，不僅體型美，而且因為保持著運動的習慣，身體都處在很健康的循環之中；而另一些老人們，腰腿一旦生了病，就會突然老態畢現，怎麼也恢復不回來。即使不是突然因為疾病而傷了筋骨，也常常會因為缺乏力量訓練，而使肌筋無力，疲勞加劇，筋一旦疲勞，骨頭就容易得病。骨頭一旦得病受損，就容易失去運動能力，讓身體狀況逐漸走下坡，最終的衰老病痛也開始無止境地來襲。所以我一直認為，骨骼的健康，其實是人對抗衰老最重要的一個關鍵。

腰痠、膝痛，都是生命給我們的預警。脊柱不老，腿腳俐落，你的健康就還握在自己手中，可以自己鍛鍊，用各種自然的方法調整體能。但一旦脊柱、腰腿開始出現問題，就一定要高度重視。民間向來就有「厚骨為貴人」的說法，老祖宗的智慧，畢竟是幾千年流傳下來的，有一定的參考價值。

生命源於健康的骨骼

到底是先有蛋，還是先有雞，這個問題爭了幾千年，一直沒有定論。那麼，孕育生命之初，究竟是先形成心臟，還是先有骨架呢？這個答案則是肯定的，生命之初，由骨架先造形。現代醫學研究指出：胎兒在母體內四週左右，脊柱的雛形已經開始長成，而這個時候，心臟細胞才只不過是一個小疙瘩，而後，體內的各種器官逐步發育。

既然上帝為我們的生命源起做了如此安排，當然自有祂的道理。正如所有的植物在成長過程中必定先長枝幹，後長葉，接著開花一樣，人體只有在長好了脊椎這一「枝幹」之後，才能生長出茂密的分枝和樹葉。

換言之，如果在胎兒時期，脊柱沒有得到足夠的營養成分，就必然會造成它發育不良，進而影響出生嬰兒的體質健康。更重要的是，如果小生命在娘胎時就脊柱發育不正常，出生後，必然會帶來許許多多的健康問題，如大腦發育不健全、智力低下、器官功能不全、四肢先天缺陷等。

試想，當一個胖乎乎的小生命啼哭著來到這個世界時，爸爸媽媽，乃至他們的爺爺奶奶、叔叔阿姨，哪個人不是心花怒放呢？然而，有人歡喜有人憂，剛當上爸媽的欣喜之情還沒減退，卻突然發現自己的小寶貝是一個不健康、有缺陷的嬰兒，那種痛苦是多麼讓人無奈。

某工廠有一對年輕夫婦，二〇〇二年初登記結婚，這年年底生了一個體質虛弱的孩子。頭三年，夫婦倆先後花了數萬元給小孩求醫看病，小孩算是保住了性命，但也落下了殘疾，到了四歲多才學會走路，而且是一腳高一腳低地跛行。到我這裡來看病時，這個小孩已經七歲多，不僅走路不正常，還說話結巴，日常生活不能自理，包括大小便都要父母幫忙。因為這個毛病，要上幼稚園時，園長都不肯收，父母只能請來保母長年累月地照顧他。這個先天殘疾的小孩，給年輕的父母親，乃至全家人帶來了長久的痛苦和沉重的負擔。

據統計，全國每年有成千上萬的殘疾兒出生，他們給家庭，乃至社會帶來了沉重的負擔，同時，也造成了嚴重的社會問題。究其原因，是胎兒發育時期沒有得到足夠的營養成分或受到外邪襲體，造成脊柱不良，最後影響了出生嬰兒的體質。

順其自然，這是我們常說的話。我們做任何事情都必須順應自然規律，養生健身也不例外。自孕育生命之初開始，對骨骼，尤其是支撐整個身體的脊柱，千萬不要忽視它的功能與作用。正是養生之重在於骨，身體健壯才能鞏固。養生須從養骨開始，養好了骨骼脊柱這個核心功能，再對附在骨骼上的各種器官進行調養，才能發揮事半功倍的效果。

養骨從中軸線開始

熟悉北京的人都知道，從永定門到鐘鼓樓，是老北京的中心位置，被人們親切地稱呼為「北京中軸線」，它同時也是世界上現存最長的城市中軸線。

「中軸線」本是中國古代建築裡的一種專用詞彙，在中國建築史裡，人們習慣把大建築群中統率全域的軸線稱為「中軸線」。由於中軸線的成功運用，中國古代建築取得了輝煌偉大的成就和效果，比如故宮和老北京的四合院，始終令國內外著名專家學者和穿梭於世界各地的中外遊客嘆為觀止。有人說，中軸線最寶貴的要點，就是它駕馭了人類創造物中最核心的部位，並認為只要堅持了這一點，整個中國的創造發明就會獨具一格，長留天地之間。

人體也有中軸線，在這個偉大的「建築系統」內，雙腿、雙手和頭不正像是一個小四合院，圍繞著脊柱這根中軸線，左右對稱地分佈排列嗎？就如同一間房子，要建得牢固，穩如泰山，就必須找到正中軸線，將重力均衡分佈一樣，養生也要從人體的中軸線開始，才能發揮事半功倍的效果。

人的身體中軸是脊椎，它是人體的第二生命線。要知道，人體所有軟綿綿的內臟組織與器官，都要靠骨骼系統「懸掛」起來，而脊椎正是這些骨骼系統的支架，它上頂著頭顱，下基於骨盆，中間還要支撐軀幹，對人體來說，是切切實實地具備著一個大樑的支撐作用，試想，如果「大樑」脊椎出了問題，那人體豈不是要散掉了嗎？

脊柱如何影響我們的健康

脊柱，位於背部正中線上，由七塊頸椎、十二塊胸椎、五塊腰椎、一塊骶椎（由五塊骶骨接合而成）、一塊尾椎（由四塊尾骨接合而成）所組成。其實，它除了是「人體的大樑」，具備支撐、承重的作用外，還是人體全身神經的高速通道。大腦和脊髓都是人體的中樞神經，其中，有三十一對脊神經分別從脊椎的椎間孔穿出並貫穿全身，調節支配著人體的正常生理活動。大腦（司令部）發出的所有指令，首先都必須通過脊椎，才能傳送到全身的各部分；而發向大腦的任何資訊，最終也都需要匯集到脊椎之後，才能上傳到大腦。所以，如果脊椎這條通道出了問題，你的身體就像沒有了指揮官的散兵游勇，不聽使喚，而大腦也將陷入光桿司令的尷尬境地。

脊椎骨是一個中空的管道，椎管內有脊髓、脊神經、自律神經、動靜脈等。人體每個部分的末梢神經，也都隨著骨骼而行，如果骨骼發生問題，尤其是脊柱發生錯位，使生理彎曲改變，該彎的地方不彎，該直的地方卻彎了，身體往往就容易陷入亞健康（指的是人體處於健康和疾病之間的一種狀態）或慢性病的狀態。例如，脊椎骨位置的改變使椎間隙變小，擠壓裡面的神經，將引起一系列的感覺運動障礙和臟腑生理機能改變，造成內分泌功能紊亂，進而導致多種疾病發生。

前面是從現代醫學的角度來談脊柱對人體健康的重要性，而從中醫角度來看，脊柱也是大有說道的。

中醫最著名的典籍《黃帝內經》，在描述督脈和足太陽膀胱經的時候，用了這樣的話：「（督脈）起於小腹，出於會陰，沿脊柱內上行，經項入腦達頂。」、「膀胱足太陽之脈，起於目內眥，上額，交巔……其直者，從巔入絡腦，還出別下項，循肩髆內，挾脊抵腰中，入循膂，絡腎，屬膀胱；其支者，從腰中，下挾脊，貫臀，入膕；其支者，從髆內左右，別下貫胛，挾脊內，過髀樞，循髀外，從後廉，下合膕中，以下貫踹內，出外踝後，循京骨至小指外側。」

從這段話中不難理解，督脈和膀胱經這兩條經脈都是與脊柱平行分佈的。按照中醫理論，脊柱就是督脈和足太陽膀胱經的通路，外邪或脊背損傷的刺激，可透過經絡的傳遞作用而影響臟腑功能，使其循行而過的組織器官功能失常，從而出現相對應的症狀。

足太陽膀胱經就分佈在脊柱兩側，分別旁開脊柱正中線兩側一點五寸或三寸（食指到小指四指並排為三寸）。醫書上說，其所主病症有頭痛、脊背疼痛、腰痛、膝關節疼痛、膝痛、足跟痛等等。這些正是現代醫學中，頸椎病、腰椎間盤突出、坐骨神經痛等疾病所表現出的症狀。

督脈，大家就更不陌生了，武俠小說裡面的高人們動不動就打通任督二脈。所謂的督脈，其實就是一條運行於人體後背的經脈。它從尾骨的長強穴沿脊柱上行，在腦後的風府穴處進入腦內。現代醫學中的脊髓型頸椎病和脊柱脫位等所引起的脊髓損傷，均是位在督脈這條線上的。

換句話說，脊柱健康關係著全身的健康。人體從頭到腳的各個部位，都與脊柱有著千絲萬縷的聯繫，對脊柱的傷害會透過神經或經絡傳達到臟腑與四肢。早期的頭痛、頭暈、視力下降、頸部僵硬、多夢、失眠、口渴、心煩、耳鳴、耳聾、胸悶、氣短、肩胛痠痛、腰膝痠軟、全身乏力、反應遲緩、腹部脹痛、小便困難、便秘、腹瀉、肥胖、消瘦、男性陽痿、女性月經紊亂等亞健康、慢性病，大多跟脊椎的問題有關。

而同時，當某一器官不健康時，也可以從脊椎骨上找到其異常之處，而且直接透過養護脊椎的方法即可拔除病根。比如腎虛，是很多中老年人都有的重大健康問題。人到中年，腰痠背疼、精神不振、容易疲勞、睡不好覺、性慾減退等一系列症狀都找上門來了。脊椎調理為什麼能夠治療腎虛呢？原來，在中醫理論裡，腎是人體的「先天之本」，儲藏著人體的先天之精和後天之精，而這些腎精能夠化生骨髓——腎主骨生髓，維持著人體的生長發育。脊椎調理其實就是透過一個反向刺激的方式作用於腎臟，使腎臟的功能恢復正常，腎陰腎陽和諧平衡，從而改善腎虛的狀況。

透過脊椎調理腎虛的方法：

1. 用掌根推脊柱兩側的膀胱經五到六遍。
2. 點按脾俞、胃俞、膈俞、腎俞、氣海俞、腰陽關、委中、足三里等重點穴位，每穴一至二分鐘。（圖1）

3.拍打督脈五至六遍。

此外，還要兼做強腎健身操和腳心按摩操等運動。透過強腎健身操的鍛鍊，達到活動腰膝、益腎強腰和增強免疫力的作用。同時，也可以多做一些刺激腳心的按摩；中醫認為，腳心的湧泉穴是濁氣下降的地方，經常按摩湧泉穴，可益精補腎、防止早衰、舒肝明目、清喉定心、促進睡眠、增進食慾、強身健體。

在日常生活中，必須講究飲食，才能達到養腎、護腎的效果。比如，多喝水，預防腎結石；性生活要適度，不勉強、不放縱；注意勞逸結合，無力疲乏時多吃含鐵、蛋白質的食物，如木耳、大棗、烏雞

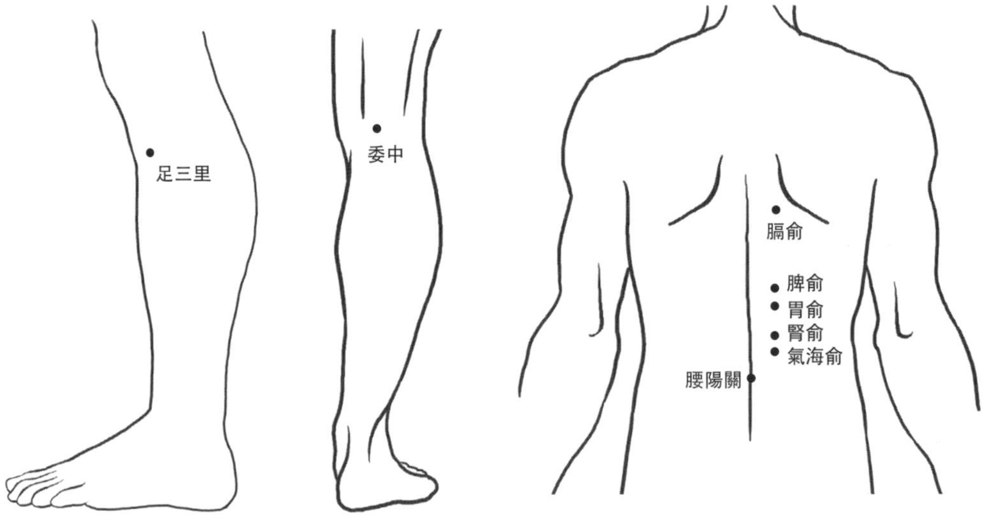

▲圖1

等；平日護腎要適量地吃板栗、海參、人參、家鴿、韭菜等。

骨骼是支撐起身體能量的網路

如果說脊柱是人體「建築系統」內的「大樑」，那麼，人身上的骨骼系統就是支撐起身體能量的網路。

骨骼支撐起的能量網路，即是所謂的自律神經網，包括交感神經和副交感神經。自律神經能接收體內外的各種刺激，對全身發揮功能調節的作用，主要在抑制下丘腦和中樞的興奮反應，可調節血管、血壓、呼吸、睡眠、腸胃消化等功能，使各器官、系統之間的活動互相配合而形成統一的整體。

交感神經的功能在於應付環境的急劇變化，產生興奮反應以適應需要，如心跳加快、冠狀血管血流量增加、血壓升高、血糖上升、呼吸加快等。副交感神經的功能則是保持身體安靜時的生理平衡，協調營養、消化及生殖系統的正常活動。說到這裡，我不得不提一下，很多人都知道，中醫的養生精髓在於一個「和」字，講究的是陰陽要平衡、氣血要調和，精、氣、血、神、液要達到一個剛剛好的程度，不偏不倚、不多不少。而交感神經和副交感神經正是能發揮調節身體能量平衡的作用，使身體的能量能夠被人體充分利用。

我一個朋友的女兒，大學畢業後進入一家有名的外商企業，工作剛滿一年，正躊躇滿志地準備大幹一番的時候，發現自己常常會有多夢、失眠、頭暈、乏力、身體容易疲倦等不適感，跑來跟我訴苦：「韋老師，我身體一向很好，最近去醫院檢查，也沒有查出什麼問題來，但我就是常常覺得全身疲倦、力不從心，請你幫我看看，有沒有什麼緩解治療的方法？」

我給她開出的方子就是每天敲打督脈五至六遍，從上往下，每當在工作過程中感到精神困倦、疲憊無力時就敲打幾次。過了大概一個多月吧，她告訴我，這個法子很管用，是很好的「提神醒腦法」。

如果你問我，敲打督脈為什麼能夠「提神醒腦」，那我就要問你——督脈在什麼地方？對！督脈所在的位置，正好就是脊柱。脊柱是人體全身運動感覺神經分佈最密集的地方，當然，它也是自律神經的必經之路，敲打它，既有利於啟動沉睡且不在功能服務區內的神經系統，又有利於刺激改善神經傳導資訊的功能，使自律神經的傳導更加有效率，從而達到治療自律性神經功能紊亂的目的。

如此看來，「骨骼是支撐起身體能量的網路」這句話確實不假，好好地對骨骼進行保養和護理，是確保身體健康的一帖良藥。

求醫不如先求家人

《紅樓夢》裡，林黛玉是一個體質嬌柔、筋骨脆弱、性格敏感的美人，賈母、寶玉為了她的身體整日費盡心機地請醫延藥，多方醫治，可是這位美人的身體似乎並沒有得到多大的改善，最後依然在情感的刺激下嘔血而亡。

那個時候大家還不知道，對於身體的保養調理，其實是「求醫不如求家人」。家庭裡，白天大家都要上班、工作或者上學，每天忙忙碌碌、操勞奔走，如果長期得不到休養和調節，身體很容易出現亞健康狀態，這裡、那裡都感到不適。溫馨寧和的家庭，家人之間除了要互相關心、幫助和愛護對方以外，還要學會運用恰當、合適、有效的養生保健方式和方法。

尤其是一個好妻子或者好丈夫，更要懂得一些為對方減輕壓力、調節身體不適感的養生方法。眾多的養生方法中，養骨是現代人最需要也最根本的一種。因為頸椎病、腰椎病、滑鼠手（腕隧道症候群）等一系列因骨骼異常而產生的亞健康狀態，正成為困擾二十一世紀現代人的最大健康問題。

在這裡，我介紹一個適合夫妻間互助的養骨調理方法。背部有人體的第一陽脈——督脈和「主筋所生病」的膀胱經，可以利用晚上睡覺前的時間做一個推背動作。這個動作，既可以緩解因為白天上班造成的腰痠背痛，消除疲勞、促進睡眠，又可以透過背部的按摩，疏通陽脈、膀胱經，振奮陽氣，提高身體抵抗力，有效達到養生的目的；更重要的是，可以增進夫妻之間的感情，讓彼此更加懂得疼愛對方。

具體的操作方法是：一人裸露上身，趴在床上，另一人選一個合適的姿勢，或站在床頭，或跪在床上，用雙手掌根沿著脊柱的方向，從肩頸部開始向腰骶部用力推摩，反覆操作五分鐘（圖2）；然後重點按幾個腰背部的穴位：至陽、腰俞、命門、氣海俞、關元俞（圖3）；最後，來回拍打督脈和膀胱經兩三遍即可。

與其將身體交給醫院的醫生，不如現在就開始做家人間的互助按摩！就像自己的新房子，你交給陌

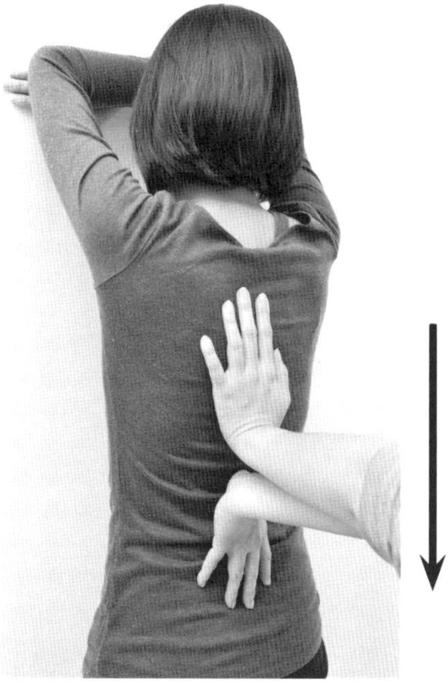

▲圖2

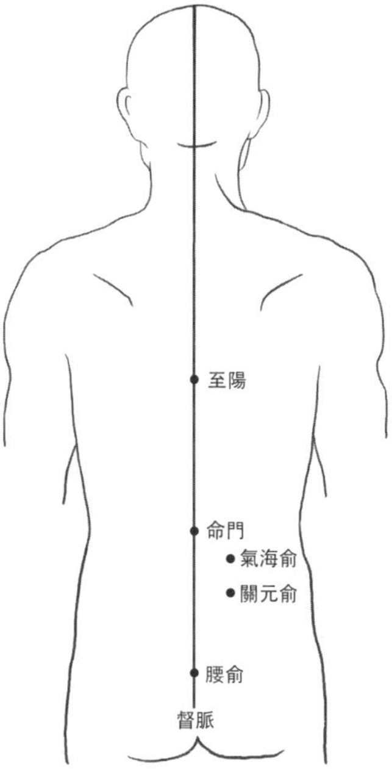

▲圖3

生工人來打掃，總是覺得這兒不好、那兒不順眼，其實你的身體也是一樣！相較於醫院裡冷冰冰的醫生、護士，它真的更願意與你交談、更喜歡你雙手的呵護、更偏愛親密家人的悉心照料！

家人之間互相按摩與交給醫生是有本質上的區別的。就拿我女兒的例子來說，她因為工作的原因，要長期面對著電腦，有時候，一弄就是整天整夜，頸椎、腰背部經常是硬邦邦的，很難受。一開始，我總是幫她聯繫醫院裡的熟人，讓她到醫院去做理療，時間一長，小丫頭不耐煩了，說醫院裡的醫生在她身上做手法的時候，弄得她渾身不舒服，而且她也沒有那麼多的時間可以常往醫院跑。於是，我就利用每天晚上全家人一起看電視的這段時間幫她做頸椎、脊柱按摩。才持續做了一星期左右，她的頸椎、腰椎似乎就能夠承受在電腦前長時間地俯首工作了，樂得小丫頭月底一發獎金，就給我和老伴買各種各樣的衣服、禮品，而家裡的氣氛也因為她的輕鬆活躍而變得更加和睦歡樂了。

其實，愛的交流對於身體健康有著不可忽視的影響。瞭解了這一點，就趕快動手為你的家人獻上一份愛的禮物吧，讓他體會到你對他的呵護與關愛，讓你的家庭

補鈣和運動，不是養骨的全部

我們民間向來就有「厚骨為貴人」的說法，養骨對於養生和人體健康的意義是毋庸置疑的，然而，在大多數人看來，養骨就只是意味著補鈣和運動。但其實，補鈣和運動並不是養骨的全部。

這就是為什麼有些老年人總是在補鈣，卻還是骨質疏鬆；為什麼有些人經常參加運動鍛鍊，卻還是缺鈣的原因。養骨是有訣竅的，為了做一個身子骨強硬的「貴人」，必須掌握一些恰當的養骨方法。

在第三屆國際骨質疏鬆學術研討會上，美國骨科專家福斯特教授提出了新觀點：在骨質疏鬆的發病機理中，非物理因素（鈣、維生素D、荷爾蒙等）不是主要的因素，而在神經系統調控下的肌肉品質（包括肌塊品質和肌力），才是決定骨質強度（如骨量及骨骼結構）的最重要因素，即運動鍛鍊對增強骨質強度是不可或缺的。這一觀點，受到許多與會中外專家的認同。

運動對於骨骼健康的重要性不言而喻，但並非所有的運動都適合去做，例如瑜珈，它是現代都市裡最流行的身體鍛鍊項目，可是有人卻因為長期不當的練習而造成身體的損傷。正因為運動也會造成身體損傷、過度疲勞等不良反應，所以最好的方法是根據自己的身體狀況，選擇適合自己的鍛鍊方法。

適量地負重和運動，有助於鈣和礦物質有效地吸附在骨質裡，以阻止骨質的流失。中醫講究「筋骨不分離」，中老年人在補鈣的同時，應適量運動，如散步、打太極拳等，以達到強筋健骨的作用。

除了適量的運動外，養骨中最重要的原則是補鈣不如護鈣。規律的生活習慣、戒菸酒、進行戶外運動、接觸陽光、改善飲食結構、提高身體對鈣的吸收利用率等等，都可以有效地促進鈣質在人體骨骼上的吸附。

另外一點是，要經常注意檢查自己的骨盆是不是偏斜、兩條腿是不是一條長一條短，早期發現問題，並盡快有針對性地進行康復治療鍛鍊，將有利於骨骼的健康。那麼，怎樣判斷骨盆是不是偏斜、是不是有長短腿呢？我給大家介紹兩個簡單有效的方法：**兩腿站立併攏，雙手自然下垂，再看兩肩的高度是不是落在同一水平線上，由此可以判定是不是有長短腿和骨盆偏斜的情況。此外，還可以透過查看兩鞋底的磨損情況等來做出判斷。**

對於骨盆偏斜、長短腿的康復訓練，可以透過加特殊鞋墊、做骨盆運動操等方式來進行矯正恢復，但要先到正規醫院做相關檢查，準確地測出相差差距，才能做出合理的治療。

現代的生活用品和工具，建議都盡量減少。像我家裡從來沒有軟沙發，我也從來不睡軟床。因為用了軟沙發，腰就會往後弓，會引起腰椎的毛病。我家的沙發都是木製的，比較高，坐下來以後，和小腿的高度差不多。我也不用軟床，我這一輩子都是睡硬板床。雖然我平時給人看病時總是低著頭，但頸椎一點兒問題也沒有！這是因為我有預防啊！

講究飲食，增強骨骼，延緩衰老

「人是鐵，飯是鋼，一頓不吃餓得慌。」這不僅是一句流行極廣的民間俗語，且具有相當的科學道理，它肯定了米飯是人們賴以生存、生活的必要食物。

我們都知道，食物支配人們的全部生活，使其正常體能活動與大腦的精神活動得以維持。本節重點是，在調節飲食中注意增補食物，以充實增強骨骼活力的營養素，延緩人體生命的衰老，最終達到延年益壽的目的。

首先要知道，人的生命衰老從何時開始，對此，國內外的醫學專家們有兩種觀點：

一是認為人到不惑之年，即人在四十歲後開始緩慢地衰老。原因是當今的市場經濟競爭激烈，中年人就業壓力增大。在家庭中，上有老，下有小，中年人肩上承擔的各種壓力也日益增加。於是，中年人常有歲月不饒人或力不從心的感受。在「人到中年萬事憂」的情況下，人的軟骨部分逐漸縮小且慢慢地變硬，跑步速度、彈跳高度和體能靈活性，與三十多歲時相比，已經明顯地有所減退。當然，人到中年有很多優勢，如社會閱歷、各種實務經驗和經濟實力的累積等等。

二是認為人到花甲，即六十歲才算老年，生命體能才開始衰老。

此外，醫學專家們在長期研究中發現，人的生理發育程度一般在三十至三十五歲就達到頂點，身體細胞也逐漸開始衰老。男子到四十歲、女人到三十五歲後，每年都會喪失百分之零點五至零點六的生理機能，皮膚會慢慢地失去彈性和原有的光滑。在這個時期，如果不注重營養飲食、加強運動鍛鍊和養生保健的話，各種疾病就容易找上門來。由此，往往會加速人體衰老的速度。

人體生命的逐漸衰老，是目前人類不可抗拒的自然規律。儘管古代帝王想長生不老，不惜代價地花費人力、物力去搞煉丹術，到處尋找靈丹妙藥，其結果也只留下千古傳說而已。當然，隨著人類社會發展的文明進步，物質生活的豐富、各種體育健身運動的蓬勃開展、醫療技術水準和服務品質的提高、生命科學研究的加速發展，人們完全可以延緩衰老，健康長壽。

人體孕育新生命時，是先有骨架，之後才有心臟等器官的。同樣地，生命的衰老也是從骨骼開始的，我們常說的骨質疏鬆症，就是以骨組織內部結構受損，骨成分和骨基質等比例不斷減少，骨質逐漸變薄，骨脆性增加和骨折危險度慢慢升高為主要症狀的一種全身代謝障礙疾病。其原因是隨著年齡的增長，鈣調節激素的分泌失調，由於激素分泌減少，致使骨代謝紊亂。據有關抽查資料顯示，在五十歲以上的女性中，每三個人就有一個患有骨質疏鬆症，而在四十五歲以上的婦女中，由於骨質疏鬆而引起的骨折現象明顯多於男性。

延緩骨質疏鬆症，必須增強體質，避免或減少疾病侵入人體，而保健養骨是關鍵。也許提到養骨，許多人自然會想到多吃鈣片和多喝牛奶。這雖然有一定的道理，但不可能從根本上增強人體細胞的活力，並藉此達到延緩骨質疏鬆症的效果。

要增強人體骨骼的堅韌性與活力，達到延緩生命衰老、健康長壽的目的，只有在講究科學飲食、均衡營養的基礎上，適當增加補鈣食品。從現代醫學的養骨角度來分析，我們不應該還停留在「吃什麼補什麼」的觀念中，比如，想補充鈣質就去燉個骨頭湯，或是去買某一品牌的所謂補鈣營養保健品，或是天天早晚喝牛奶等。

事實上，養骨未必需要特別攝取動物類的食物，原因是動物類食物屬於酸性食品。如果為了補鈣而額外增加攝取，則不但骨湯裡的鈣質在不平衡的酸鹼度環境裡不可能被身體所吸收，還可能增加了體內的酸性負擔，甚至破壞天然的新陳代謝。其次，現在圈養的動物包括豬肉、雞肉等，大部分是用飼料催生長大的。飼料中含有激素，有的激素已殘留在動物的骨肉裡，被人體攝入後，抵抗力強者，當然不會受到多大的影響，但體質較弱者，往往容易成為導致各種慢性疾病的因素之一。

「人吃五穀雜糧，哪能不生病？」我把這句俗語改為「人們適當地攝取五穀雜糧，才能有效對抗疾病」。因為五穀雜糧都是生長在土裡，攝取了充足的天地之氣，在土壤、水分和陽光的共同養育下，它們蘊藏著整個宇宙間的精華。人們攝取植物雜糧，就是借它的力量，為我們汲取天地的能量。

稻米麥麵是中國人的主要糧食，而營養價值比較高的玉米，在中國東北和南方部分地區是主要糧食之一。玉米含有豐富的卵磷脂、維生素A、維生素E、油酸、鎂等成分，能夠舒張血管、軟化動脈血管、降低膽固醇、增加膽汁，促進身體廢物的排除。

黃豆有「豆中之王」的美稱，含有較豐富的蛋白質、脂肪、各種維生素，以及鈣、磷、鐵等物質。經常吃黃豆或黃豆加工製成的豆腐類食品，對人體有寬中下氣、利大腸、消腫毒、降低膽固醇的作用。

黑芝麻具有補血、潤腸、生津、通乳等功效。花生含有豐富的脂肪、蛋白質、纖維素、可溶性無機物等成分，炒熟吃，對人體具有「開胃醒脾，滑腸，乾咳者宜餐，滋潤燥火」的功能，又有「長生果」之稱。

提起南瓜，城市裡部分的人會認為，這是一種廉價而不起眼的蔬菜。事實上，南瓜含有豐富的人體必需微量元素，是補血生精、治療糖尿病的佳品。

講到雜糧之一的紅薯，現代人中有的不屑一顧，甚至說它很「賤」。然而，也有詩人為紅薯唱頌歌：「炭火通紅慢慢烘，清香噴噴醉仙翁。曾嘗酒席千般味，至美原存賤物中。」這是廣西壯族老作家、詩人韋優在著名的長壽之鄉巴馬采風時所寫的〈烤紅薯〉。詩人還在〈壽星〉一詩中寫道：「玉米甜甜紅薯香，高山藏福也藏綱。百年一夢剛飛過，還有千句唱夕陽。」在這裡，我不談詩的思想性和藝術性，只講一點，那就是詩人熱情稱讚玉米和紅薯的營養價值。因為紅薯含有蛋白質、脂肪、維生素A、維生素B、維生素C、鈣、鐵等營養物質，能補乏、益氣力、健脾胃、強腎陰，堪稱營養最均衡的經典食品。用紅薯加工的粉條，同樣是具有營養的食品之一。

在豆類中，除了前面講到黃豆是「豆中之王」外，還有營養價值程度不同的青豆、黑豆、白豆、綠豆、竹豆、扁豆等。豆類、骨粉等食品，含有豐富的鈣和大量乳糖、維生素等，多吃豆類，包括豆製品、骨粉等食品，有助於人體吸收鈣的營養素。

有關專家對長壽地區的老人膳食曾進行過調查，發現這些老人比較講究飲食，粗細搭配，粗糧細做，膳食中的熱量低、脂肪少，但營養均衡；脂肪以植物來源為主，同時也搭配吃動物脂肪，當然，也常吃瘦豬肉，但量不多。對生活在都市裡的人來說，在適當地搭配吃雜糧的同時，還要持續吃新鮮的蔬菜和水果，其中適量地吃山楂、紅棗、橄欖、黑醋栗等，有助於人體強筋健骨。在此基礎上，可適量增加攝取含有豐富鈣質的魚、蝦仁、蝦皮和海帶等食品。在膳食中，成年人每天補充的鈣質應達到六百至八百毫克，老年人應達到八百至一千毫克，牛奶二百五十毫升（含鈣三百毫克）。一般每天須吃九至十二種食物，才能達到保持營養均衡的目的。

由於人體生理隨著時間的變化而變化，因此，一日三餐時間不同，每餐的食譜也應當做相對應的調整。如早餐食用低糖低脂的食物，午餐以高蛋白為主，晚餐則以高糖、低蛋白為主。

春夏秋冬輪迴，天氣變化反差大，人的生理和心理也會跟著發生變化。因此，不同的季節，人吃的飯菜也要隨之調整：春季要吃溫補陽氣之類的食物；夏季要多吃清熱去火的食物，並注意補足水分和鈉、鉀、鈣、鎂等營養物質；秋天氣候比較乾燥，要重視食用具有養陰潤肺功能的營養食物，冬季寒冷，進食的重點在於保陽滋陰，要多吃斂陽護陰的食物。

此外，飲酒要適量，因為酒精對軟骨會造成損害，特別是股骨頭、膝關節和其上的軟骨，而且膝關節、股骨頭壞死，膝關節軟骨發炎等，這些都是中老年人比較容易出現的病症。但少量喝酒還是有一定養生保健、防病治病作用的。如適量地飲用葡萄酒或啤酒可強健骨骼，這是美國一項新的研究發現。此研究指出，葡萄酒中含有多酚物質，能對骨骼發揮保護作用，而啤酒中含有大量矽元素，適當地飲用啤酒，對強健人體骨骼大有益處，有助於增強骨質活力。

講究飲食、均衡營養，粗糧細米適當地搭配，多吃補鈣食物，這樣一來，人體有了充足的蛋白質，就可以增加鈣的吸收和儲存，才有利於防止或延緩骨質疏鬆症，以達到保障健康、延年益壽的目的。

補鈣養骨特效食譜

1. **黃芪汽鍋雞：** 黃芪十公克，母雞一隻，薑、蔥、鹽、料酒、味精、花椒、水各適量。將所有原料加入汽鍋煲四十五分鐘，調味即可。

【功效】益氣，益骨髓，提高精神。適用於氣血不足、體弱怕冷者。

2. **腎壯骨湯：** 濕海帶五百公克（用水泡發、洗淨，切成絲狀），黃豆一百五十公克。加入適量的鹽、油、薑等調味品，每天煮湯。

【功效】補充腎氣不足，防止或延緩人體骨質疏鬆，增強體能活力。

3. **五色健骨豆**：青豆二百五十公克，黑豆二百五十公克，枸杞三十公克，山藥五十公克，鮮薑十五公克。將上述五味加入清水中，用文火煮爛，再加入蠔油、鹽、調味料等，即可食用。

【功效】補腎填精，壯腰健骨。

4. **通絡拌雙絲**：紅蘿蔔三百公克，黑木耳（用水泡發）一百五十公克，生薑適量。紅蘿蔔及木耳切絲，生薑切片，加清水煮熟，再加入鹽、麻油、調味料等，即可食用。

【功效】補血順氣，通經絡，消食健胃，增強筋骨活動能力。

5. **桂圓酒**：桂圓三百公克，首烏二百公克，紅花三十公克，加五十度以上的白酒五百毫升。浸泡一個月即可，晚飯後飲用二十毫升。

【功效】適用於風濕關節痛、腰膝痠軟及貧血者。

6. **雙菇肉絲**：鮮香菇、鮮蘑菇各一百公克，瘦豬肉十公克，油、鹽、味精及鮮湯適量。將鮮香菇、蘑菇洗淨，對切，瘦肉切絲。將香菇和蘑菇先入熱油鍋煸炒入味，再入鮮湯煮沸，最後放入肉絲煮熟，適當調味後即可食用。

【功效】益氣養陰，滋補骨筋，強身健體，人人適用。

7. 天杞酒：黃精、炒白朮、枸杞子各二百五十公克，松葉三百公克，天冬（去心）二百五十公克。將上述材料共研成粗末，浸入適量米酒內，密封浸泡三十天，過濾即成。每天喝三次，每次三十毫升。

【功效】補精益髓，強筋健骨，抗衰老，延年益壽。對於經血不足、脾氣衰弱、困倦乏力、早衰白髮、腰背無力等患者療效明顯。

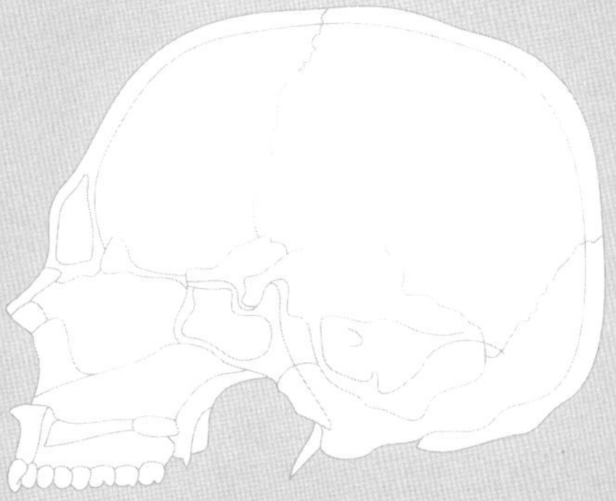

第2章

摸摸胸和背，驅除病與痛

——胸椎相關疾病的治療與預防

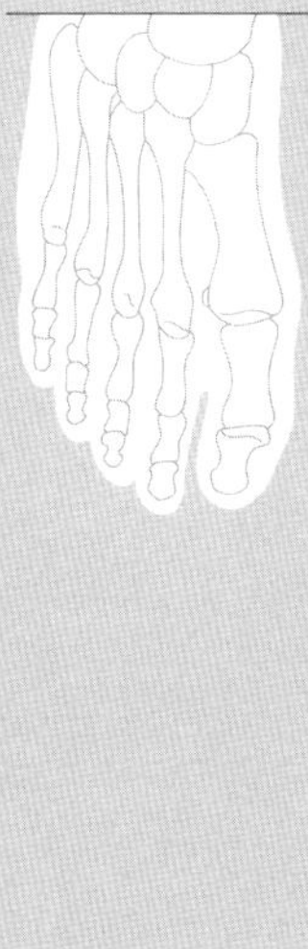

面對現代急速變化的生活方式，我們應該怎樣保持自己的身體健康呢？下面就以我自己的得病經歷和從醫經驗、養生經驗為例，說一說對策。

首先，家庭和睦是關鍵。家人要互相友愛，彼此是潛在的救命恩人。我平時身體狀況很好，沒有糖尿病，沒有高血壓，沒有高血脂，也沒有其他的毛病，人家都說韋院長的身體一級棒。記得我快六十歲的時候，還經常去對口的貧困地區幫忙，翻山越嶺，走小路走得輕鬆自如。那個地方偏僻，衛生條件很差，沒有公共廁所，我就幫村裡興建公共廁所。到了一九九六年，我甚至一天上午上三節課，下午上四節課，身體都還能吃得消。

一九九六年也是廣西中醫學院四十週年。為了四十週年校慶，我這個院長差點賠上了自己的性命。學校的大門、道路、教學樓、職工宿舍、藥用植物園的改建和整修、環境綠化、校慶活動等項目經費不足，都在「等米下鍋」。我不得不親自出馬，跑賓陽，去武鳴，至宜州，到河池，下南丹，經陸川、博白、桂平、欽州、蒼梧、梧州、北海、桂林、柳州、貴港，一直到容縣等二十多個地、市、縣的醫療衛生單位，聯繫校慶的事宜。在短短的十天時間內，行程二千餘公里。那些早已在工作的中醫學院畢業生，不但熱情周到地接待我和老師們，還盡心盡力地給予經濟上的支援。我平時滴酒不沾，但大家都很熱情，尤其是給我們學校捐錢，這樣的宴請就不能不喝酒了。我們廣西人實在好酒，一天要喝幾場，上班前一場，上班後一場，半夜再來一場。

回到南寧後我就感冒了，牙齒也非常疼，這些都是身體給我的預警，但當時我都忽略了。第二天是星期一，學校舉行升旗儀式。我早上六點鐘準時起床，刮鬍子、洗臉，換上西裝、打好領帶，吃好早餐準備下樓。開第一道門時，覺得有一股冷氣襲來，胸口突然痛了起來（在劍突下面，不是胃），而且疼得很厲害，我在門口踉踉蹌蹌，額頭上沁出冷汗來。我右手抓住門框，左手輕輕地壓著疼痛不已的上腹部。第二道門我沒開，一手壓著上腹部，一手扶著牆壁，慢慢地往後退，一直退到床邊，然後輕輕地坐到床沿，兩手往後撐著，再輕輕地往後躺在床上。我的呼吸變得急促。領帶沒解下來，鞋子也沒脫。

我的妻子胡貞德已經出門參加升旗儀式去了，家裡一個人也沒有，誰來救我呢？但就在這個時候，我妻子又回來了。原來，她剛下樓兩三分鐘，還沒到球場，升旗還要幾分鐘才開始，突然感覺天氣變暖和，身上的衣服穿多了，於是她回家準備脫掉一件衣服。一看見妻子，我就喊道：「貞德快來，我得了嚴重的心絞痛。不要動我，一動我，我就會死掉！」妻子立即拿了兩片治療心絞痛的硝酸甘油片讓我含下。我感覺好了點兒，但依然動彈不得。妻子按我的吩咐，馬上叫樓下兩位老師上來做心電圖。檢查顯示，我的心肌嚴重缺血，初步診斷為心肌梗塞。大家急忙用擔架把我抬到學院對面的廣西民族醫院搶救。我病了十八天，也搶救了十八天，病情好轉以後，一共住了三十八天醫院。

我妻子註定是我的救命恩人。如果升旗前她沒回來，或回來時沒有發現我，我肯定會失去生命。我也有可能在下樓梯時死在樓梯上。後來我跟妻子說，我應該要好好地感謝她。

家人之間的關愛決定你的健康。如果病了，由家人進行護理會更好一些，在這個過程中也增進了感情上的交流。家庭和睦，身體就和諧了，各個器官也跟著和諧了。我母親活到九十多歲，我想主要原因就是我們的家庭是和諧的。我父親走了以後，我更加關心她，使她沒有孤獨的感覺。

養護胸背部，體質不再虛弱

說起胸背部的保健，很多人會認為那是女人們才熱中的事。確實，對於女人來說，防止衰老、擁有健美的身體曲線等都離不開胸背部的保養，但是，如果認為胸背部養護只對女人重要，那就大錯特錯了。

請注意，胸背部的保養重點不是在前面，而是在背後。作為胸腔支撐的胸椎，是一個絕對不能忽視的保健重點。胸椎共有十二節，支撐上肢活動的背闊肌、斜方肌都附著於胸椎之上，在暴力外擊、突然扭傷、前俯後仰或動作姿勢不良、用力過猛等狀態下，其旋轉力、伸展力或壓力超過椎間軟組織的彈性限度時，便會引起肌肉不協調的猛烈收縮，此時極易使得這些適合微動的小關節發生勞損，而逐漸造成活動範圍失控，導致其錯位、半脫位或骨膜嵌頓，成為造成胸椎症候群的主要原因。

胸椎內還運行著豐富的神經系統，當發生椎周軟組織損傷、小關節錯位、增生退變及脊柱周圍組織的無菌性炎症後，就會刺激和壓迫脊神經、內臟神經，進而出現一系列的症候群，雖然表面看上去，發生疾病的臟器或組織均與胸椎分離且有各自的功能。

比如，當頸胸交界處關節錯位，使頸下交感神經節受到損害時，會引起心序顫動、心絞痛、胸痛；當上位胸椎錯位損害胸交感神經節前纖維時，會導致心絞痛、室性或房性早搏、房室傳導阻滯；胸椎第五至八節椎體錯位，使交感神經胸節損害，會形成消化性潰瘍；胸椎第八至十節椎體錯位，使胰腺的交感神經受到刺激，會引起糖尿病；胸椎第九至十二節椎體錯位，會導致腸躁症症候群。

中國傳統醫學也有與此相似的論述。早在兩千多年前，《黃帝內經・靈樞篇》就說：「視其外應，以知其內臟，則知所病矣。」特別是華佗夾脊理論的提出，更加明確了背部腧穴與五臟六腑疾病的關係。臟腑的病變可以透過經絡傳導，而表現在脊柱兩側的穴位上，同時，在這些穴位上進行針刺、指壓、按揉等，也能對五臟六腑的病變進行診斷和治療。

因此，中醫養生大師一直都非常注重對胸背部的保健養護，並創造發明了一系列胸背部的保健養生鍛鍊方法。他們認為，胸背部的養生應以保暖避寒為主，加強胸背部的鍛鍊，可以強身健體、抗邪防病。主要方法如下：

取站立姿勢，全身自然放鬆，雙手握拳，先用左拳捶右胸，由上至下，再由下至上。然後再用右拳捶左胸。左右各二百次。捶胸後，接著敲幾下後背，深呼一口氣或長嘯一聲，更有助於呼吸吐納。老年人可以讓別人幫忙敲打背部。這個動作要先慢後快，快慢適中，不要用力過猛。

除了上述的保健按摩方法外，可根據自身條件選擇伏地挺身、游泳、各種球類運動等，都可以很好地鍛鍊胸背，增強防護力，同時還能起到挺胸收腹的效果，避免含胸駝背。

心腦血管疾病——請給發動機充足的空間

據相關資料顯示，二十世紀初期，全球心腦血管疾病的死亡率僅佔總死亡人數的不到百分之十，而在二十一世紀初期，心腦血管疾病的死亡率已佔發達國家總死亡率的近百分之五十，佔發展中國家的百分之二十五。現代人的生活條件越來越好，醫療保健水準也不斷提高，像傳染病之類的疾病已經得到很好的控制，新生兒的存活率大幅提高，人們平均壽命也明顯延長，但為什麼罹患心腦血管疾病的人反倒越來越多了呢？

不知道大家有沒有注意到現代社會的一個怪現象：現在科技越來越發達，衣食住行都比以前優渥，做什麼事都很方便，按理說，大家的生活應該更輕鬆悠閒才對，但我們實際看到的都是忙忙碌碌的身影。人們的工作越來越緊張，壓力越來越大，生活也越來越沒有規律。

研究資料指出，心腦血管疾病不僅發病率較以前提高，而且它不再只是中老年人的專利，它已經威脅到社會上年輕的「白骨精」（白領、骨幹和精英）了。

我們都知道心臟就像身體的一台智慧發動機，它時時刻刻都在運轉著，源源不斷地泵送出血液供應所需，就像個公僕一般，默默地奉獻著。

但我們知道，就和機器一樣，用再好的材料鑄造，用久了或使用不當，它也會老化、會耗損。我們的心臟也是如此，它需要我們用正確的方法來呵護滋養。

心臟位於胸腔的縱膈裡，下面是膈肌的中心腱，兩邊被胸膜囊夾著，也就是在第二到六節肋軟骨或第五至八節胸椎之間，一般來說，整個心臟的三分之二位偏於人體正中線的左側，當然也有在右邊的，但那很少見。心臟的前面被我們的兩半肺葉遮蓋了大部分，後面則貼在膈膜上，心底連著出入心臟的大血管，朝向右後上方。心臟是一個中空的器官，分為左右心房和左右心室四個小腔。在心臟工作的時候，全身的靜脈血首先通過上下腔靜脈匯入右心房，隨後通過右房室口注入右心室，然後通過肺動脈口，送到肺臟，經過肺的氣體交換以後，變成動脈血，再經過肺靜脈口，回到心臟，進入左心房；左心房有個出口，稱作房室口，血液就從房室口進入到左心室，準備向全身輸送。以上的各個出入口都有瓣膜的把守，保證在血液經過心臟時是單向流動的，血液就是這樣循環的，周而復始，如環無端。

我們這個循環系統的泵——心臟就這樣年復一年、日復一日地為我們工作著。它也會勞累，也會生病，有時候還會病得不輕。

有些人的心臟是「出廠品質」就有問題，它的大血管在胎兒時期就發育不好，以致影響到心臟內的各個組織和大血管，也就是所謂的先天性心臟病。而在更多情況下，心臟是在受到外來或機體內在因素影響才發生病變的，比如動脈粥狀硬化會引起冠心病、缺血性心臟病，還有風濕性心臟病（風心病）；原發性高血壓會導致高血壓性心臟病；肺部的疾病也會影響心臟；再者就是病毒、細菌、真菌等感染侵犯心臟，或者是人體本身的內分泌發生紊亂、營養缺乏，還有其他如藥物或化學製劑中毒等諸多因素。以上種種，都可能使人體出現發紺、呼吸困難、咳嗽、咯血、胸痛、心悸、水腫、頭痛、頭暈、暈厥、抽筋、腹痛、嘔吐等不適症狀。

有問題就要解決。有病治病，未病先防。首先我們必須知道為什麼心血管會出問題，然後才能對症下藥。

我們說心臟是一台智慧發動機，那這台智慧發動機是靠什麼操控的呢？答案是是自律神經系統，也就是平常說的交感神經和副交感神經。在人體中，交感神經和副交感神經是一對相互矛盾的拮抗體，當一方起正作用時，另一方則起副作用，恰好平衡協調和控制身體的生理活動。比如，交感神經可以使心跳加快、冠狀動脈擴張、血壓上升，也就是說，當身體處於緊張狀態時，是交感神經活動起著主要作用。而副交感神經則會使心跳變慢、冠狀動脈收縮、血壓降低。

知道了這台智慧發動機的作用機制，我們只要注意保養和定期檢修，讓它正常工作，就可以在最大程度上減少心血管疾病的發生了。那麼，我們該怎麼做呢？

在這裡，我們最應該注意的是，對胸椎及其周圍軟組織的護理。因為支配心臟的自律神經，是由位於胸椎的脊髓發出的。如果我們平時學習和工作時姿勢不正確，以致勞損老化退變，或者受到外傷等，就會造成不同程度的胸椎紊亂，發生骨質增生、椎間盤退變，再加上交感神經周圍的軟組織損傷，產生無菌性炎症，或水腫、痙攣等，一旦壓迫和刺激胸部交感神經節，便會造成心臟出現相應的疾病症狀。

賈女士前幾年就患有這種疾病。就診時的賈女士四十八歲，心寬體胖，成天笑呵呵的。在她工作的會計師事務所裡是一名業務骨幹，活脫脫的一個女強人、鐵娘子。她一直以來都很嚴格地要求自己，為了做好業務，起早貪黑地埋頭苦幹，當了主管以後，工作更是盡心盡力。

但是三年前，賈女士不知怎麼地發現自己胸口經常發悶，心裡很煩躁，脾氣也變得有點急，同事們也察覺到他們的賈大姐變了，變得沒那麼隨和了，笑容也少了。問她是不是被什麼事困擾，要不要幫忙，她說最近沒發生什麼事，家人都挺好的，很和睦，就是自己偶爾胸口有點悶痛，無緣無故就發脾氣。同事們都以為，他們的賈大姐是巾幗難過更年期的關了。

有天快下班的時候，賈女士突然覺得胸口一陣刺痛，感覺很憋悶。同事老劉是個老心臟病患者，看到這種情況，立刻給她含服硝酸甘油。賈女士含了藥以後，雖然好像疼痛緩和了一點，但還是痛，同事們趕忙把她送到附近的醫院，結果診斷為冠心病，醫院按常規給她治療。出院後，賈女士一直持續服用心血管藥物，但還是沒有控制好病情的發作。

有一次，她陪先生到骨科去看腰痛，因為她頸部也經常痠累，就順便掛了個號，照了頸椎和胸椎的X光片，當班的醫生一看就說她患的是胸椎症候群，還說她的心臟病反覆發作與頸胸椎有很大的關係。

後來她接受了手法治療，整復了有病損移位的頸椎與胸椎。說來奇怪，經過幾次治療後，不單只是她的頸椎病有明顯的改善，胸口悶痛、心悸等症狀也很少發作了。後來，她又繼續用這種治療方法，平時也持續地按醫生的建議進行鍛鍊，現在已經不再使用心血管的藥了。

這件事給我們一個啟示：很多心臟病患者的病根很可能是在後背的脊柱上。頸椎、胸椎的異常，影響了神經的傳導，最終引起心臟不適。這也就意味著，只要對後背的脊柱進行手法整復，就能為心臟疾病的康復帶來很大的幫助。當然，那些比較專業的整復手法，自己在家很難操作，但平時多做一些頸胸部的保健操，還是非常容易實踐的，就比如說下面這套保健操：

步驟一：頸部保健。比如「米字」功（運動頭部，以嘴巴在空中寫「米」字）就能使頸椎充分活動開，舒緩頸部軟組織，解除肌肉緊張，防止和糾正頸椎小關節的微小位移。

步驟二：擴胸運動。比如伸伸懶腰、游游蛙泳等，以此來舒展一下筋骨，解除疲勞和緊張，增加胸背部的肌肉力量，為胸腔創造一個穩固的外壁。同時，還可以減少或糾正胸椎小關節的紊亂，進而減輕對椎旁神經血管的損傷。

除此之外，大家還可以在飲食方面多多注意。多吃點新鮮蔬菜和大豆製品，並適當地多吃雜糧和粗糧。有些食品有防治心血管病的作用，如洋蔥、番茄、芹菜、雞蛋、牛奶、海魚、海帶、玉米、燕麥、大蒜、菊花等。高脂肪、高膽固醇的食品要少吃。酒可以少量喝，有益於心臟，但喝多了，就會損害心臟，尤其是烈性的酒。菸是一定不能抽的。

現代人的生活不僅是要求活得久，更要活得有品質。背部健康，不僅可以使人活動自如、身輕如燕，更能讓你的心肺功能因有足夠的運動而不致退化。另外，當你真的有背部痠痛的情形時，也不要輕忽，及早找專業人員協助解決問題，才能使你更加健康有活力。

年輕的朋友們，千萬不要以為只有那些上了年紀的老年人才需要做這些，健康的年輕人因為工作壓力、不合理的生活習慣等，如果不注重保養，心臟病也是會找上門來的。

胸背部日常保健

擁有健康的脊柱，不僅可以使人看上去更加挺拔，更能使人免受腰痠背痛之苦。以下介紹的八種方法，就是讓你擁有健康身體並遠離病痛的。

1. **站姿**。當我們站立時，脊柱承受著我們所有的體重，而正常的脊柱有一定的弧度，保持正常的弧度能夠減輕脊柱所承受的壓力，進而減輕背部痠痛。當我們需要長時間站立時，可以輪流將腳放在小凳上，如此就可以減輕背部所受的壓力。

2. **坐姿**。上班族每天大部分的時間都是坐在椅子上的，所以坐姿非常重要。坐的時候，背部一定要有椅背的支撐，最好是那種稍有弧度的椅背。一個姿勢維持的時間不要超過一個小時，也有助於背部的健康。

3. **從高處拿取物品時**。當要拿取置於高處的物品時，記得一定要站在腳凳上，以減少脊柱受傷的可能。

4. **搬東西時**。請記住，盡量用推的方式，少用拉的方式。當準備要推東西的時候，請用手臂和腳來開始推的力量。

5. **抬重物時**。要抬重物時，請一隻腳用半跪姿。另外，身體盡量靠近要抬的物品，保持背部的平直，記得盡量用腳的力量來減輕背部的壓力。

6. **控制體重**。記住你的脊柱承受著你全身的重量。要減輕脊柱的受力，一個好方法就是維持你的標準體重，試想，背負一個五十公斤重的沙袋和背負一個一百公斤重的沙袋，情況是一樣的嗎？

7. **戒菸**。根據統計，抽菸的人比不抽菸的人，背部痠痛的情形高出二至三倍，因為香菸中的尼古丁會使微血管收縮，進而使得滋養脊柱的養分減少，脊柱椎間盤功能逐漸退化，因此造成痠痛。

8. **輕微的背痛**。輕微的背痛是一種警告訊號，必須加以重視，請專業的醫生處理，以免問題惡化。

肺病——關愛身體裡的兩扇窗

人們常喜歡用「眼睛是心靈的窗戶」來比喻眼睛對一個人的重要性，回過頭來仔細一想，就可以品味出這句話的深意。心靈就像一個深藏在地窖、無底洞中的生物，如果沒有眼睛這個窗戶，見不到陽光，跟外界完全隔絕，根本就是不容易保持新鮮且能夠存活的生命。所以，「窗戶」對於生命的生長、發展，有著很重要的意義和作用。

人體的保健養生也一樣，如何為身體健康打開一扇窗戶？或者說，身體健康的窗戶在哪裡呢？要回答這個問題，首先需要問問我們自己的身體——它跟外界保持聯繫的通道在哪裡呢？很多人也許已經猜到了：是不是那個能夠讓人體不斷地從自然界吸取氧氣，然後把體內的濁氣二氧化碳呼出去的器官？答對了，就是它——人體的肺臟！

說肺臟是身體裡的兩扇窗，一點也不誇張。它坐落在胸腔內，左邊兩葉，右邊三葉，中間由氣管連接，在形態上就像兩扇被推開了的窗戶一樣，同時，肺臟自身所具備的功能對於身體而言，也像兩扇窗戶般，保持著體內外氣體間的流通和交換，負責把身體裡的二氧化碳排出體外，然後又把新鮮的氧氣吸進補充到血液之中，為身體提供能量和養分。

要想身體保持健康和活力，就需要充分地運用身體裡的這兩扇窗戶，加快身體裡的有氧代謝、啟動身體潛能、緩解亞健康狀態。

在中國傳統醫學理論體系中，肺臟是一個非常嬌嫩、不受燥、不受濕的臟器，主氣司呼吸，同時還有通調水道的功能，也是一個非常容易被外邪侵襲的臟器。常見的感冒、咳嗽、哮喘等，都是肺臟不調所引發的疾病。

這裡我先給大家講一個真實的故事：

一位三十六歲的小學老師，反覆胸悶十餘年，這十來天突然情況加重。正好這陣子她又感冒，在其他醫院吊了四天點滴，感冒好轉，但喘症不減，稍微活動便氣喘吁吁。同時，還伴有全身疼痛、陣發性心慌出汗，每次出汗後，全身疼痛感即減輕。既往有支氣管哮喘病史，每年冬季均發病。

她本次發病以來，哮喘頻繁，胸悶氣急，上下樓梯均感胸悶乏力，不能勝任繁重工作，需要服用激素，方能勉強上班。經檢查，她是胸椎第三、四節椎體後突，相應地出現棘突右偏和棘旁肌緊繃，有壓痛感。X光片顯示，其胸椎第二、三、四、五節椎體緣密度增高，形成骨刺。也就是說，她患上了胸椎第二至四節的關節紊亂症。

經過我的手法整復治療，紊亂的胸椎小關節被復位，當即喘症大減，呼吸順暢。經過三次治療，這些症狀大致消失，僅僅是上樓梯及大幅度運動時還會稍感胸悶。又經過半年的治療，全部症狀緩解，恢復正常的工作和生活。

這個故事說明了一個問題，肺臟的健康和胸椎有密切聯繫。肺的神經來自肺叢。該叢由迷走神經的肺支和來自胸椎第二至五節神經節所發出的神經纖維組成。肺叢的分支隨血管和支氣管進入肺組織。迷走神經的傳出纖維（副交感纖維）支配支氣管的平滑肌收縮和腺體分泌。交感神經的傳出纖維則使支氣管平滑肌舒張，腺體分泌減少。迷走神經的傳入纖維分佈於支氣管的黏膜、肺胸膜和肺的結締組織，形成呼吸反射弧的傳入部分。

從中醫角度來看，第三椎棘突旁開一點五寸，正是肺俞穴的所在。肺俞穴是肺的背俞穴。所謂的背俞穴，就是五臟六腑之氣輸注於腰背部的俞穴，一方面它能顯示出相應臟腑的病變，另一方面，還能治療相應臟腑的病變。如果肺臟有疾，在肺俞穴附近有可能出現敏感、壓痛等反應；如果肺俞穴受到傷害，即可能影響到肺的健康；當然，對肺俞穴做點按、刮痧等，也可以治療肺臟的疾病。

所以說肺部的保養，其實就是肺俞的保養。經常揉一揉這個穴位，順便也把穴位周圍拍打一番，只要三十分鐘，立刻就能見到效果。

中醫一向講究藥食同源，很重視透過調節飲食來提高人體的抗病能力，因此，透過養肺氣來達到提高免疫功能的食療效果，是值得肯定的。不過，在食用時，應先瞭解清楚食物的藥效，如食用白蘿蔔，以痰多、咳嗽者較為適宜；食用百合，以熬粥或煮水喝效果更佳；食用綠豆，適合內火旺盛的人；而梨能清熱生津，生吃、煮水喝均可。同時，由於人的個體素質差異較大，所以服用時要根據自身的情況對症選食，而且要注意同時忌食過於辣、鹹和油膩的食物。

肺臟不喜燥，就盡量減少能夠令它傷津動火的飲食和行為習慣，比如少吃辛辣、容易上火的食物，勿過度疲勞、熬夜通宵等。一年之中，秋季是屬於肺臟的季節，這時候，酷熱的夏季剛過，天氣轉涼，變得乾燥、肅降，古人認為，這時候天地間的氣息正與肺臟相通，所有與肺相關的疾病，都可以在這時借助天地之氣進行補養和調理。

要想促進肺功能，最根本的就是全面增強體質，持續鍛鍊身體。步行是最簡便、安全的運動，體質較弱者可以從慢速散步開始，每日步行五百至一千五百公尺，開始時可用自己習慣的速度走，然後用稍快的速度，等適應後，再逐漸增加鍛鍊的時間和距離。每天鍛鍊半小時左右，或者隔天鍛鍊一次，每次鍛鍊一小時以上。

另外，上下樓梯、慢跑、太極拳運動也對肺功能有益。對於居住在城市、沒有活動場所的人來說，可透過上下樓梯來進行鍛鍊，開始時可只上一層樓梯，然後根據體力逐漸增加強度，間歇進行，每天一到三次。慢跑能使全身得到運動，防止肺組織的彈性衰退，速度可自己掌握，強度以邊跑邊能與人說話、不覺得難受、不喘粗氣為宜，並要求跑後心跳速度不超過一百七十減去年齡。體質弱者可減量。

太極拳是一種增強體質的健身運動，又是防病治病的有效手段。初練時從簡化太極拳開始，早晚各練一次，每次練二至三遍。打拳時，精神必須高度集中，形意相合，動作要柔和緩慢，體態要放鬆自然，呼吸要勻細深長，不能憋氣。

呼吸功能鍛鍊應盡可能在戶外進行，要持之以恆且有規律，這樣才能有效地增進肺功能。另外，呼吸肌的針對性鍛鍊可增強呼吸肌力和耐力，改善肺功能，加大呼吸幅度，有助於減少解剖死腔（Anatomy death volume, ADV；存在於終末細支氣管以上氣道內的氣體容量，指潮氣量中在呼氣初期不發生改變就被呼出的氣體。正常成人約一百二十至一百五十毫升。正常ADV/VT比值為〇・三至〇・四）的影響，提高肺泡通氣量和血氧飽和度。呼吸肌鍛鍊包括腹式呼吸、縮唇呼吸及全身性呼吸體操等。

養肺，除了主動鍛鍊，還應避免不良刺激，如香菸、空氣污染、油煙、異味等。另外，在空氣汙濁的城市裡待久了，去郊外踏青，呼吸新鮮空氣，也是一種養肺的辦法，因為郊外的空氣中可吸入顆粒少，負氧離子含量豐富，對肺的保健大有好處。不過，有過敏性鼻炎或哮喘的人，踏青時要格外注意迴避過敏原，最為簡單有效的辦法就是戴上口罩。

秋季補肺三招

1. 第一招：俯臥位，兩手抱頭頂，迴旋俯仰十次。可疏通頸部及胸背部經脈，促進血液循環，增進肺的生理機能。
2. 第二招：站立位，兩手交叉於頭頂，左右搖擺身體十次。可袪關節間風濕寒邪，治療肺臟諸疾。
3. 第三招：兩手輕拍前胸十遍。可開胸膈，利肺氣，治療肺臟疾病。做此運動時若能配合叩齒，效果更好。具體方法是輕輕叩齒三十六次，不要出聲。

養胃，從胸背部開始

很多人看了這個題目後會說，奇怪了，胃跟胸背部有什麼關係？養胃怎麼從胸背部開始？

先別急，聽我慢慢地來給大家解釋這個養生保健的道理。從解剖學上來說，胃所在的位置是胸脅部季肋處，約相當於第十二節胸椎和第一節腰椎之間，當人體直立吸氣時胃會下移，胃下部幽門可降至第三節腰椎的水平。

有道是「有諸行於內，必形於外」，胃所在的解剖位置，決定了胃與胸背部存在著不可分割的重要聯繫。首先，當胃部出現問題和毛病的時候，在胸背部會有相應的反應點，表現為在胸背部出現的痛點和壓痛點。其次，主要受迷走神經支配的胃部，其神經纖維從胸背部的脊柱發出，進入胃內，支配胃的功能活動。如果胸背部的脊椎出現問題，勢必會影響和刺激到胃內的神經，導致胃腸神經功能紊亂，而發生胃病。

我半年前接診過一個病人，是一個五十多歲的老太太，她自己說幾十年來做文書工作，非常輕鬆自由，生活順當愉快，從未得過什麼病，只是在幾個月前，因為照顧一百多歲的老母親和剛出生的小孫子累到了，時常感覺胃脘痛，像被貓抓一樣地難受，又常常想流清口水，稍微吃點東西，胃就泛酸、脹痛，還愛打嗝。

她到我的診室後，我給她做了相關診斷和檢查，發現她第五至第八節胸椎有錯位，並有明顯的壓痛和雙側肌肉緊繃的情形。很明顯地，她是因為勞累和思想負擔過重造成肌肉關節勞損，而使脊柱失穩，進而導致胸椎錯位，壓迫第五至第八節支配胃及十二指腸的交感神經，引起胃脘部的不適和相關症狀。在治療上，我主要採取鬆弛背部軟組織、調整胸椎關節錯位，再配合中藥等以治療和糾正胸椎錯位為主的方法。一個療程下來，她胃脘部的症狀有了徹底的改善和好轉。

這是一個透過胸背部手法而改善胃脘部症狀的很好例子。可見，胸背部的健康和保養對於預防和治療胃脘部疾病，具有非常重要的作用和影響。尤其對女性來說，胸背部不光是對腸胃，甚至是對整個身體系統都有重要的調節和平衡作用，因為女性的胸部乳腺是分泌雌激素的重要部位，雌激素對於女性美麗和健康的意義眾所周知。另外，還有一些愛生氣和發脾氣的女性，若重視胸背部的保養，不僅可以緩解肝氣鬱結引起的胃疼、胸悶症狀，同時也可以很好地預防乳腺、卵巢等婦科方面的疾病。

說了那麼多關於胸背部對於胃、對於身體健康的重要意義和作用，相信很多人都已經迫不及待地想知道，關於胸背部的保養方法和鍛鍊方式了。

關於胸背部的保養，正確的坐姿配合平時的積極鍛鍊是最主要的。譬如在坐下的時候，讓背部有椅背一定的支撐等，以減少脊椎所承受的壓力；一個姿勢的維持不要超過一個小時，並且定時活動一下身軀，這也有助於背部的健康。

健胃食療方

1. 薏米六十公克，砂仁細末五公克，薏米加水煮粥，待粥煮好後，加入砂仁末，再煮一至二分鐘即可。早晚服用。此方對虛寒胃痛、脹痛嘔吐有效。

2. 新鮮瘦羊肉二百五十公克，切小丁先煮爛，再加一百公克白米一同煮粥。每日服二次。此方對虛寒胃病，中老年氣虛虧損、陽氣不足，惡寒怕冷，和胃脘疼痛有效。

3. 佛手二十公克煎湯去渣，和一百公克白米加水適量，一同煮粥，煮好後加冰糖入佛手湯，稍煮即可。每日服兩次。此方對慢性胃炎有較好的療效。

4. 生山楂片十五公克，炒麥芽二十公克，用開水沏泡，待泡開後加入紅糖適量，當茶喝。此方對虛寒胃痛有效。

5. 紅茶五公克，蜂蜜、紅糖適量，將紅茶泡十分鐘後，加入蜂蜜與紅糖，趁熱喝。每天三次。此方對十二指腸潰瘍病有效。

糖尿病——靠脊椎整復來調節胰島素分泌

在全國，甚至全世界的範圍內，人類健康都遭受著一種「甜蜜殺手」的危害，它掠奪人身體內的糖分，讓人體所需要的能量無形流失，損傷心、腦、血管、腎、眼、足等器官組織，對生命健康造成危害。這個「甜蜜殺手」，就是人們日常生活中耳熟能詳的糖尿病。

據相關資料顯示，全世界約有一億五千萬人（佔世界人口的百分之八）罹患糖尿病，而中國大陸也有九千二百四十萬名糖尿病患者，患者人數居世界第一！糖尿病的高發病率、高危害率，已成為危害人類健康最大的殺手。起初，它會讓人體感到疲乏、雙腿痠軟，但胃口出奇的好，每天吃好幾次，吃很多，卻仍然感到餓，食量較以往明顯大增，且口渴難耐，即便喝大量的水，依然不解渴，同時好像有解不完的小便一樣，次數多得讓人受不了。如果出現這些症狀，即多飲、多食、多尿，和身體明顯消瘦，這時就一定要考慮糖尿病的罹患風險了。因為這些都是糖尿病的期症狀。

古代人早就說過：「中醫不治已病治未病，不治已亂治未亂……病已成而後藥之，亂已成而後治之，猶如渴而穿井，鬥而鑄錐，不亦晚乎！」對糖尿病一定要採取預防勝於治療、七分養三分治的策略，在早期出現症狀時就給予積極治療和養護。由於其發病原因的難測和病機的錯綜複雜，一旦「病成氣候」就很難根治了。

現在，醫學界把糖尿病分為Ⅰ期先天性和Ⅱ期繼發性，認為Ⅰ期先天性糖尿病的發病，與遺傳、生活習慣、環境等因素所引起的胰島素缺乏有關，多發生在青少年；Ⅱ期糖尿病跟胰島素抵抗和缺乏有關，多發生在中老年人身上。從這裡，我們可以看到，無論是Ⅰ型還是Ⅱ型糖尿病，都涉及胰島素的缺少問題。那麼，胰島素是一種什麼物質？它在體內具有什麼作用？它跟糖尿病的關係到底是怎樣呢？

胰島素是胰腺分泌的一種在人體內能夠發揮調節糖代謝作用的內分泌液。胰腺在副交感神經的支配下，調節胰島素的分泌，如果副交感神經的調節狀況發生紊亂，就會影響體內糖分的代謝，導致血液中的糖分不斷地丟失，從尿中流走，進而發生糖尿病。

調節胰腺分泌胰島素的神經，主要是交感神經和副交感神經，交感神經自第六至第十節胸椎脊髓側角發出，經腹腔叢在脾旁分為胃十二指腸支和胰十二指腸支，支配胰腺血管收縮及抑制分泌；副交感神經則來自迷走神經背核，經腹腔叢分脾及胃十二指腸分支，在內臟附近為終末節，支配分泌增加和血管擴張，猶如水龍頭的閥門可隨時開關，調節水的流量和流速。

由此可見，其實糖尿病的預防和治療，可以透過脊柱理療來完成。透過脊柱理療調理支配胰島分泌胰島素的副交感神經，改善胰島素分泌不足的狀況，並促進體內的糖代謝。

在臨床上，我遇到過一個非常年輕的糖尿病患者，是一個只有二十二歲的小伙子。他是一家公司的保全人員，曾經有背部扭傷病史，血糖狀況在服用中西藥治療的情況下，時好時壞。我幫他做的一些檢查顯示，他的胸椎第八至第十一節有明顯的小關節錯亂症，並由此給他的診斷是「脊柱性糖尿病」。也正是因為他糖尿病的病源在脊柱，所以用中西藥治療和控制，狀況會時好時壞，不太穩定。

針對他的病情，我對他的治療主要以圍繞脊柱關節的調理為主。譬如幫他完全放鬆後背肌群，並推按胸椎小關節；讓他抱頭，採取上提牽拉身體脊柱法和雙連椅旋轉復位法；囑其做鯉魚擺尾功、單槓及游泳鍛鍊等配合治療。小伙子在持續了兩個療程後，血糖控制開始穩定了，後背部的不適也緩解了。

為了讓大家能夠掌握防治糖尿病的脊椎理療方法，我將自己常在臨床上用到的系統歸納一下：以手握拳，從脖子一直推到骶骨，重點操作督脈和兩旁的膀胱經；按揉十二對夾脊穴；點按胰俞、肝俞、膽俞、足三里、三陰交、消濼、陽池等穴。（圖4）

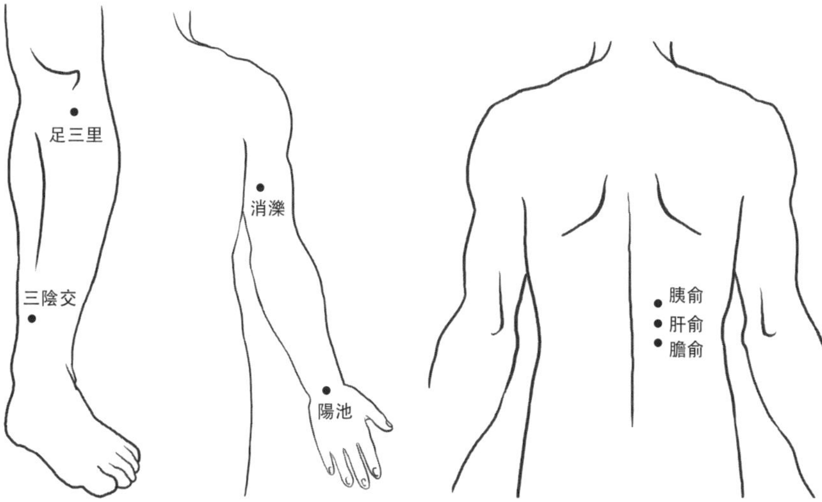

▲圖4

憂鬱症——以理療改變情緒

記得有位導演拍的一部電影，用一個很形象的比喻向人們展示了現實生活中，男女之間情愛產生的根源——愛情激素。一個人只要身上具備各種物質，無論美醜、高矮、貧富，都能吸引很多異性，結果，研發這種物質的女醫生，成了接近她的男人鬥爭相追逐的對象。

當然，這只是一個虛構出來的電影情節，人的愛好、厭惡怎麼可能被什麼東西給控制住呢？如果真是這樣，那世界上的很多事情也可以變得簡單多了。我們言歸正傳，雖然人的喜好、厭惡不是什麼東西可以控制的，但是人的憂鬱、悲傷等情緒的確會受到體內某種激素的影響。例如，一些專家學者經過研究分析，發現憂鬱症的發生是因為大腦神經遞質在神經突觸間的濃度相對或絕對不足，而這種神經遞質最主要是5—羥色胺和去甲腎上腺素兩種。

情緒的好壞關乎身心健康，這不僅是中國醫學一直諄諄強調的，同時也是被現代醫學研究所證明的。情緒影響著人們的行為，可是千萬不要單純地以為情緒是一個人可以控制的事，當情緒發展到某種心理和行為皆無法控制的程度時，它已經成為一種生理的病理，甚至可以引發生命危機。香港著名影星張國榮就是因為嚴重的情緒障礙——憂鬱症而自殺身亡的，他留給世人的遺言是「無法控制、難以忍受的痛苦」。

一般而言，如果長期處在下面這些精神狀態下，一定要特別注意，與一般情緒不佳、情緒低落區別開來，因為這表示憂鬱症找上你了！比如，喪失興趣、無愉快感；精力減退，時常感到疲勞或者精神運動遲滯等；自我評價過低，自卑或自責；反覆出現想死的念頭或自殺行為；睡眠障礙、體重減輕、性慾減退等。

情緒的問題也可以透過脊柱調理來解決！誰叫脊柱是人體的神經中樞和中樞神經通路呢？前面我們說過，憂鬱症是大腦神經遞質的不足所引起的，給脊柱做理療，可以改善神經通路的傳導功能，和提高神經末梢分泌神經遞質的能力，從而增強身體的活力，預防和治療憂鬱症。

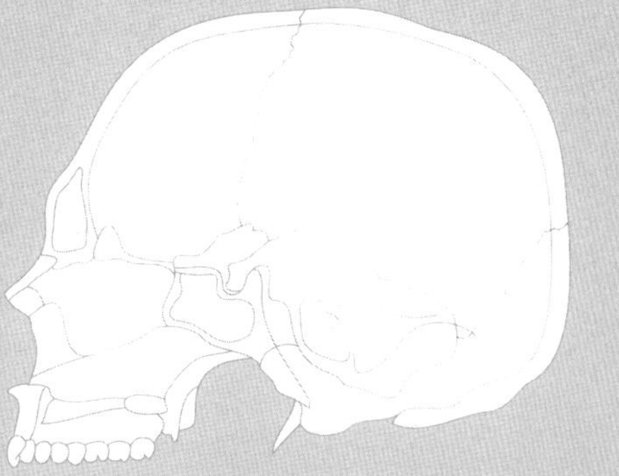

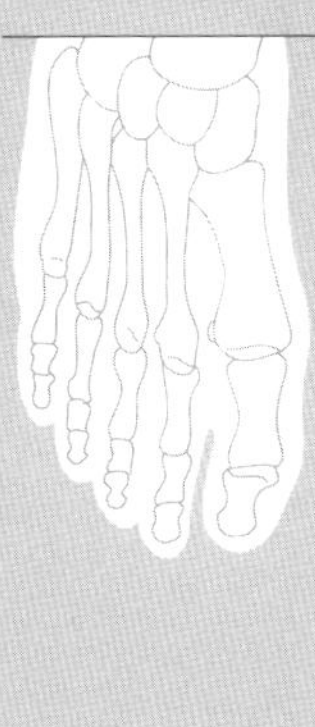

第3章

脖子常轉轉，精神自然好

——頸椎相關疾病的治療與預防

繼續說說我的故事。

在我罹患心肌梗塞前，我們醫學院裡另外兩個人也罹患心肌梗塞。一個是我們單位的總務處處長黃求禮，一個是《廣西中醫藥》雜誌編輯部的主任主編，叫劉堅。我們三個患了同樣的病，又是同事，自然同病相憐。

後來，他們好轉以後來看望我。劉堅來到我的床頭說：「半年內，我們三個人都得了心肌梗塞，老韋，我給你三條建議，三個『不離開』，如果你能做到，就沒事了。第一條，以後不能再離開單位了；第二條，不能離開家庭；第三條，不能離開老婆。」可是，沒幾年，劉堅就去世了。

劉堅走了之後，黃求禮對我說：「據說，如果做心臟搭橋手術，能多活幾年。你去不去啊？」我說：「我要做，早就做了。」在江濱醫院住院的時候，經過江濱醫科大學會診之後，北京專家要我做心臟搭橋手術，但我知道，一九九六年廣西的醫療水準參差不齊，尤其是此種手術並不十分成熟；有的病人就死在手術台上，或者是做完手術沒多久就死掉了。因此，我決定不做心臟搭橋手術。黃求禮則是到北京做了心臟搭橋手術，手術還算成功。可是，沒過幾年，他還是步上劉堅的後塵，離開了人世。

我一個單位裡的兩個同事，跟我罹患同樣的疾病，先後都死了。我該怎麼辦呢？難道我只有等死的份嗎？我一直按照醫生的囑咐吃藥，可是，要這樣吃一輩子的藥嗎？後來我就決定不吃了。為什麼呢？因為吃阿斯匹林對胃的刺激太大。

停藥後，我為自己設計了一套調理方案。其中，最主要的是持續地走路鍛鍊，一天走一萬步。江濱醫院的病房有十幾平方公尺，我堅持每天沿著房間的牆緣走五十至八十圈。當時護士說：「韋院長，你像電影裡的鐵甲戰士一樣，就是走來走去的那個瘋子。」人家說我像瘋子，我也覺得像，就開心地笑了起來。

出院以後，我沒有再去醫院住過半天。醫生要我住院吊點滴兩個星期，可是我沒去。我也繼續給病人看病，其實，我把看病當作是對自己的一種鍛鍊，儘管每天都有看不完的病人。有時，雖然已經到下班時間了，但是看到一些鄉下來的病人挺辛苦的，我還是盡量多看。我的專業是中醫骨科，所以要用手法治療，看病不僅是腦力勞動，同時也是體力勞動，能加強心臟的功能。於是，辛勤工作讓我的身體變得更健壯了。

工作還給了我豐富的醫學知識，讓我知道骨骼和全身的各種病痛常常是密切相關的。八〇年代，我和同事在手法治療裡，就發現很多疾病和脊椎慢性損傷有關，一九八六年，我出版了《軟組織損傷與脊柱相關疾病》一書，明確提出了「脊柱相關疾病」的概念（一九九八年時才有第二本同類圖書出版），當時在國內外也引起強烈反響和激烈爭論。時至今日，這樣的健康概念已經被醫學界和社會大眾所接受。

頸椎病，最典型的頸椎疾病

頸椎位於人體脊柱的最上端，被包裹在脖子裡面。它由七塊椎骨組成，作為居於人體最要害部位的頸椎器官，裡面有密集的血管、神經和脊髓通過。對上，頸椎不僅頂起人體生命的藍天，還要源源不斷地輸送營養能量給大腦司令部，保證其正常運轉；對下，則要及時傳達大腦的各項指令和任務。

頸椎的結構比腰椎、胸椎等部位都要脆弱，卻是承擔著重大職責的器官。因此，我們必須愛護頸椎，千萬不要掉以輕心。否則，頸椎會給身體帶來太多的不良影響和各種疾病，小則肩頸痠痛、頭暈、頭痛、落枕、手指麻木；大則身體半邊麻痺、眩暈、中風，甚至是猝死等。受牽連的部位很多，上至頭顱，下至腿足；淺至皮膚，深至內臟，都會深受其害。

頸椎受傷後，最直接的病變就是頸椎病了，它是一種骨骼的退行性病理改變，發病率隨著年齡增長而增高，四十至五十歲的中年人有百分之二十至三十罹患過或正患有此病。隨著現代化辦公工具的普及、空調的使用等，近年來頸椎病患者已有年輕化的趨勢。

由於頸椎位於活動頻繁、重量較大的頭顱與活動較少而相對穩定的胸椎之間，如果姿勢不正確，時間一長，頸椎就容易怠工，導致各種疾病，最易出現的症狀就是頭痛和頭暈。

頭痛一般指頭顱範圍內的疼痛，它可是頸椎病的症狀之一，也是腦神經功能障礙或器官性病變的一種表現。頭痛分為幾個類型的痛覺，如頭面部的痛覺，是由三叉神經、顏面神經的中間神經、舌咽神經、迷走神經等數對頸脊神經所傳導的；前額部的痛覺，是由三叉神經的眶上神經、滑車上神經、耳顳神經所傳導的；後頭痛的痛覺，則是由第一、二、三對頸脊神經的枕大神經、枕小神經及耳大神經所傳導的。覆蓋在顱骨外的組織如皮膚、韌帶、肌肉、動脈、骨膜等，對痛覺也都有一定的敏感性，其中以動脈對痛覺最為敏感。還有交感神經與頭面部的痛覺傳導，也有一定的關係。

嚴重頭痛的人，主要是因為頸椎的正常位置發生改變，如內外平衡失調等，從而刺激、壓迫頸神經血脈，以致影響到腦神經；刺激、壓迫相關神經動脈周圍後，椎基底動脈系統或顱內外腦動脈狹窄，肌肉血脈循環處於受阻障礙，從而導致頭痛和頭暈等症狀。

這時，不僅頸部以上有沉、脹、痠等不適之感，稍壓頸椎旁，便感到陣陣隱痛，多數人的後枕部兩側也脹痛難耐，嚴重時還可向眼部、耳部放射，令人頭昏眩暈、走路不穩等。

一位中老年婦女患有嚴重的頭痛、頭暈、失眠、血壓異常、頸部疼痛等病症。到幾家大醫院診斷後，雖然吃了不少藥，但一直療效甚微。可能大多數都被診斷為高血壓一類的疾病，但我詳細地查閱了她的病歷及有關檢查結果後，確診為交感神經型與椎動脈型頸椎病。

X光片顯示，她的寰樞椎與鉤椎關節錯位。我運用旋轉復位法與後伸拉扳法為她治療。第一次治療之後，這位病人覺得自己的頭部輕鬆了許多。到了第三天，她感覺自己的頸部疼痛、頭痛、頭暈、失眠的症狀均有所減輕，血壓也趨於正常。到了第六天，她感覺自己的病情明顯好轉，就去一家大醫院複查，結果，進行X光與腦血流等檢查時，當班的醫師和專家們驚奇地發現：她的頸椎已經趨於正常，特別是腦部供血不足也明顯好轉。

頸椎病的保健預防與調理治療方法主要有以下幾方面：

一是保持正常的心態，愉快且有規律地生活、工作和學習。生活方面，先從良好的睡眠開始，如床鋪的選擇，應以木板床加上厚墊或較硬的彈簧床為最佳選擇，這對於維持脊柱的生理彎曲度，減輕腰背和頸部痠痛都有幫助。選擇適合自己的枕頭，不宜過高或過低，以確保人體在睡眠時頸部的生理弧度不變。保持良好的睡姿，側睡及仰臥對頸椎比較有利，能使全身肌肉得到放鬆，緩解疲勞和壓力緊張的狀態，有助於減輕頭痛。在坐姿上盡可能保持自然的端坐位，頭部略微前傾，使頭、頸、胸保持正常的生理曲線。同時，工作或學習一兩個小時後，必須有目的地讓頭部向左右轉動數次，然後站起身來，走到室外活動四肢，鬆弛筋骨，緩解疲勞和分散注意力，以此達到精力充沛、頭腦清醒的目的。

二是早晚宜進行頸部功能鍛鍊，以改善局部血液循環和防止因頸部僵硬而引發頭痛和頭暈等症狀。常用的頸部運動保健操有前屈後伸、左右側屈、左右旋轉、左右環轉等。

有一種高血壓與頸椎有關

高血壓算是一個「西洋名詞」，也是一個「舶來品」，漂洋過海後「移植」在中國的土壤裡，在中國老祖宗那裡可沒有它的大名。那麼，是不是這就說明古代人不存在這種病情呢？

說起來，高血壓也算作是一種現代文明病了。只要隨便查詢一下相關的資料和知識，就會發現高血壓產生的病因，其實跟人們的生活、飲食習慣息息相關，古時候的人，講究日出而作、日落而息，生活習慣規律、緊湊，綠樹紅花也比現代人欣賞得廣泛普遍，不像現代人，白天對著電腦工作，晚上繼續對著電腦通宵達旦，再不就是白天忙碌緊張，晚上喝酒娛樂，玩得不亦樂乎，白天黑夜顛倒不分，大酒大肉，毫無禁忌，所以，古代人不像現代人這樣，高血壓患者遍地皆是。

雖說高血壓跟生活習慣有關，但不也還有一個遺傳因素在裡面啊？確實，遺傳因素也是一個很重要的致病原因。這個古代人又怎麼解釋呢？其實，雖說高血壓這個病名在老祖宗那裡找不到，但是，關於高血壓所對應的症狀，諸如頭暈、口渴、四肢乏力等，是有很詳細的描述的。老祖宗認為，高血壓是由於肝腎虧虛、氣血紊亂所導致的結果。現在明白，為什麼高血壓偏愛中老年人和生活習慣不良的人了吧？中老年人容易肝腎虧虛，生活習慣不良則容易導致氣血紊亂。

有了高血壓，就離不開降血壓藥。西藥對血壓的控制能力很好，但是就像河水氾濫不能光靠築堤堵塞而不開閘洩洪一樣，高血壓的治療也需要中西醫結合，才能標本兼治。

前面說了高血壓的一個普遍致病因素，現在還要特別講解一種吃降血壓藥，效果卻不好，經常有頭昏、頭暈、記憶力減退、全身無力的高血壓。為什麼西醫的降血壓藥，對這種高血壓的效果會不明顯？它有什麼特殊性？它的病因和病源在哪裡？

之所以降血壓藥的效果會不明顯，是因為這種高血壓產生的病源在頸椎上，在醫學上，這種高血壓被稱作「頸源性高血壓」。我們知道，頸椎是人體非常重要的中樞神經所在地之一，大腦裡的神經通通都要經過它才能向脊椎、向身體其他方向和部位傳送。當頸椎發生毛病，椎間孔變狹窄、椎間盤突出、椎體不穩或脫位等等時，這些神經和血管就會受到擠壓、刺激，長時間下來就會導致大腦皮質功能紊亂，在血管調節中樞形成興奮灶，進而引起高血壓。

頸源性高血壓有一個很容易跟其他病因的高血壓區別的特點，就是當你在做頸椎治療的過程中，高血壓狀況會明顯得到改善。對於這類高血壓，應該積極地治療它的致病源——頸椎。

面對高血壓，我們應該做些什麼？

首先，要建立戰勝疾病的信心和勇氣，保持情緒放鬆、胸懷寬廣、心底無私，和樂觀向上的進取精神，淡泊名利，知足常樂，助人行善，積德益壽。

其次，在日常生活中，要重視保健和防範到位。具體地說，高血壓患者要適當地減重，減少高熱量和高脂肪食品的攝取，因為肥胖者高血壓的患病率是正常人的二至六倍。體重的改變與血壓的變化成正比，降低體重可以減少罹患高血壓的風險，同時還能減少降壓藥物的用量。

講究飲食，其重點在限鹽，一天應控制在六公克以下，鉀攝取量不低於三公克，鈣攝取量則不少於八百毫克。同時，應少吃肥肉、甜品等，蛋白質的攝取應以植物性蛋白質為主，多吃新鮮的蔬菜水果。

不吸菸，少喝酒，因為吸菸飲酒會直接影響人體正常生理功能和內分泌的調節，導致人體血壓持續升高。當然，葡萄酒可以適量飲用。男性每天少於五十毫升，女性少於三十毫升，孕婦不能飲酒。

盡可能少生氣發火，以免激怒攻心，透過調身、調心、調息等方式，達到體鬆、氣和、心靜的目的。同時也不要過於情緒激動，避免欣喜若狂而造成「樂極生悲」的結局。

選擇適合自己的運動方式，以達到降低血壓的目的。須注意減少運動時血壓和心跳速率上升的幅度。鍛鍊運動應以散步、練太極拳、騎自行車和慢跑較為適宜。

高血壓嚴重者，可運用手法對頸椎骨關節錯位、炎症等進行治療，糾正偏移的頸椎，鬆解肌肉韌帶，恢復頸椎的內外平衡。藥物主要包括，用四逆散加郁金、七葉蓮、丹參、赤芍等，可對鬱結性高血壓進行治療，達到行氣活血散結的目的；用雙黃麻湯（黃麻、升麻、黃精）加葛根、黨參等對氣陰兩虛型進行治療，目的是益養陰；用安痛湯（白芍、兩面針、龍齒、甘草）加七葉蓮、牛膝、熟地、菊花等對陰虛陽亢型進行治療，目的是達到育陰滋陽的作用。此外，可用針灸、理療等方法治療高血壓疾病。

最後，再介紹一種低血壓患者的自我保健措施。增加營養和食量，多吃蛋白含量豐富的食物，如雞、魚、乳鴿、牛奶等，以少量多餐為原則。還可選用桂圓肉、人參、麥冬等滋補藥來調節血壓。適當增加鹽的攝取量，每人每天六公克，同時，要多喝水。避免過快的體位變動和長時間站立；睡眠時，枕頭以十五公分高為宜。加強運動鍛鍊，以步行、慢跑、游泳等為活動內容，運動量也不宜過大。同時，要經常淋浴，加速血液循環，或用冷、溫水交替洗腳。選用利地林（Ritalin）、麻黃素等升壓藥和三磷酸腺苷（Adenosine triphosphate, ATP，是一種核苷酸，在細胞內儲存和傳遞能量）、輔酶A（Coenzyme A, CoA, CoASH或HSCoA，是一種輔酶，主要參與脂肪酸及丙酮酸的代謝）、維生素B等改善腦組織代謝功能，穩定血壓，增強體質健康。

以上理療、藥物、飲食調理等方法都是血壓異常病人的明智之選。

打敗頑固性偏頭痛的妙方

三國時候的曹操是一位足智多謀的政治家，在那個戰火紛亂的時代，他憑藉自己卓越的軍事政治才能，在中國古代歷史上留下了濃墨重彩的一筆，這樣一個偉大的人物，身上有一種頑疾——頭痛，也和他一樣被歷史和現代人所牢牢記住。

從電影、電視劇上，我們可以瞭解到頭痛是一種非常困擾曹操的頑疾，那麼，頭痛到底是一種怎樣的疾病？它對現代人的影響是怎樣的？電影、電視劇裡，曹操每次遇到軍事政治難關就開始頭痛，有沒有醫學根據？其實，不光在古代，現代人有很大一部分也同樣被頭痛所困擾折磨，一旦精神緊張或者工作繁忙時就開始發作，在正需要用腦時腦子就不靈光等，嚴重影響工作和學習。

在醫學界，頭痛可分為緊張性頭痛和偏頭痛兩種。緊張性頭痛一般會在精神壓力比較大、焦慮、憂鬱、肌肉緊繃等情況下發病，常反覆發作，病程較長，可持續數天甚或數週；偏頭痛的疼痛性質比緊張性頭痛嚴重，常出現反覆發作的搏動性頭痛，感覺疼痛一陣一陣的，並在發作前伴有閃光、視力模糊、肢體麻木等先兆，是一種會逐漸惡化的疾病，所以，一定要特別重視。

根據相關古書上的記載，神醫華佗針對曹操頭痛症的治療建議是將頭劈開，去除裡面的頭風，然後便可以治癒。這種治療方法在古代當時的醫療條件和水準下是否可行暫且不提，我們只知道當時曹操的反應是勃然大怒，並因此將一代神醫殘忍殺害。神醫死了，但神醫的治療方法並沒有因此斷絕。在中醫的古籍記載中，外感六淫和內傷七情是頭痛的主要致病因素，認為風痰上擾、經脈不通、頭部血脈空虛等都會引發頭痛。用現代的話語來說，就是頭部的血管神經系統出了問題，它們要麼被東西堵住了，營養物質流通不暢，要麼缺少營養物質，導致腦部血管神經及整個大腦不能夠很好地得到營養滋潤，所以產生頭痛。

偏頭痛就是一種比較典型的血管神經性頭痛，其根源往往是在頸椎。頸椎是頭部經脈血管向上輸送營養物質的必經通道，如果此處出了問題，就會壓迫刺激這些向大腦輸送營養物質的血管神經，等著這些血管神經提供營養物質的大腦就會出現問題，引起疼痛。

就像一條公路一樣，如果中間出現阻礙物，交通就會被阻斷中止，而依靠它提供支應的城市就會出現物資緊缺的狀況而發生混亂。

要解決這種根源在頸椎的血管神經性頭痛，就必須加強對頸椎的治療和保養。在我這裡，主要是分析頭痛類型和其不同的特點，然後結合整體情況進行治療。如果是頸椎病嚴重而引起的長期頭痛，可以運用手法治療。具體是採用頸椎定點重定法及分筋理療法，糾正偏移的頸椎，鬆解肌肉韌帶，恢復頸椎的內外平衡。同時配合藥物治療，運用鎮靜止痛類西藥。偶爾還會結合其他療法，比如針灸等。

除了在急性發作期去正規醫院接受相關的專業治療外，平時自己在生活習慣、精神情志方面採取適當的保健養生手段，也是可以有效地預防和緩解頭痛症狀的。在這裡，主要給大家介紹幾種針對偏頭痛的保健養生方法：

1. **生活飲食起居養生法**。保持愉快開朗的心情和精神狀態，適當減壓，減少憂鬱、焦慮、煩躁等不良精神情緒的影響，按時作息、規律起居，養成良好的生活習慣。

2. **多吃具有補腦益髓功效的食物**。例如核桃仁、芝麻、魚類、羊骨湯等。

3. **自我保健按摩**。在頭部找痛點，每處點按一至兩分鐘。重點是風池穴附近，用拇指點按。

偏頭痛是一種頑固的慢性疼痛症，最好的治療方法其實是養而不是治，只有堅持良好的生活習慣、注重養生保健，做好預防工作，才是最有效和最科學的方法。

老是失眠，不妨查查頸椎

在西方的童話故事中，奧羅拉公主是一位美麗、優雅、溫柔、善良的公主，不幸的是，她在十五歲那年受到惡毒女巫的詛咒，從此長睡不醒，過了一百年，她的容顏依然青春煥發、貌美如花，然後被探險的王子發現，她的美麗姣好使王子忍不住深情一吻，也正是這一吻，解開了公主的魔咒，喚醒了沉睡的公主。

這就是世界聞名的睡美人童話故事。公主睡著了，並且一睡百年，百年後容貌卻依然停留在她十五歲的時候，這是這個童話故事最吸引我的地方。人世間從古至今有多少人，包括帝王將相、平民百姓，都孜孜以求一種能夠獲得長生不老的傳奇妙方，而故事裡的公主透過睡眠得到了。

睡眠，它能夠緩解大腦的疲憊狀態，放鬆全身肌肉，使人體得到充分的休息，對人體各項功能的恢復和補充有著非常重要的作用，甚至可以說，睡眠就像食物一樣，是人體正常機能運轉活動所不可或缺的組成部分。可想而知，人如果離開了睡眠，身體狀況將是一個怎樣力不從心的狀態！

然而，隨著現代生活節奏的加快，高壓力、強負荷的生活和工作狀態已經使越來越多的人長期不能夠安然入睡，失眠的煩惱困擾著越來越多的現代都市人。

有關專家給失眠最新的定義是，入睡時間超過三十分鐘；睡眠維持有障礙，夜間醒來的次數在兩次以上；凌晨早醒；睡眠品質下降，熟睡時間短，淺眠、做夢時間長。

除去睡前喝濃茶或咖啡、吃得過飽、睡眠環境突變、噪音過大、燈光過亮等偶然因素，或其他疾病影響外，失眠最主要的原因，是頸部疾患導致的交感神經受刺激（或受壓迫），使大腦的興奮性增高。嚴重失眠的人，則是由於頸椎的退變，加上外傷或勞損，使頸椎小關節錯位、椎間不穩定或頸部肌肉痙攣或炎變，造成創傷性反應所引起的，在中醫裡屬「不寐」的範疇。

再進一步分析，興奮和抑制都是大腦皮質的基本活動，興奮活動中樞的興奮性增高或影響到自律神經次高級中樞——下丘腦的功能，就會導致失眠。

失眠或長期失眠，都不同程度地傷害人的健康，並給其生活和工作帶來不良的影響。如經常失眠者，會感到身體沉重、心情煩躁、健忘、記憶力減退、注意力不集中、頭暈腦漲、胃納不佳、神經過敏、皮膚乾燥、毛髮乾枯脫落、精神疲勞等類似神經衰弱的症狀。

我有一個姓肖的男病人，是個作家。由於經年累月地伏案寫作，頸部發生嚴重的疼痛、痠脹，上肢和手指常常發麻，還經常徹夜失眠，精神極度萎靡不振。上了幾家醫院，醫生給他的診斷都是神經衰弱，吃了不少治療神經衰弱的中藥、西藥，就是不見效，他幾乎開始放棄治療這種失眠症了。

這天，肩頸部的疼痛迫使他走進了我的診室。我就給他按照頸椎病的一般保守治療，然後叮囑他經常活動肩頸部，點按幾個相關的穴位，兩三個月下來，他的頸椎不疼了、手臂不麻了，甚至他的失眠症也不治而癒了！他很感激我，特意送了我一部他新出的著作專集。

很多人失眠，就直接到神經科去找醫生診治，服用一些改善睡眠和神經狀態的藥物，但是，如果失眠的同時還患有頸椎病，就一定要從頸椎上來找失眠症的產生根源。因為頸椎在生理結構上連接著大腦，在給大腦提供血液的同時，還負責傳達來自身體各處的資訊，如果頸椎出現問題，就會將它接收到的各種刺激訊息傳送到大腦，影響大腦的睡眠中樞，進而引發失眠。

治療失眠，我的建議是首先要從心理上正視它，用一種比較平和的心態對待，注意調節情緒，不要害怕失眠，並因為失眠而心情煩躁、焦慮、苦惱；注重情緒調節的同時，還要注意飲食習慣的合理化、規律化，按時作息、清淡飲食、多做戶外運動等，同時配合一定的手法治療。

一是保持正確的睡姿，仰臥、側臥為宜。枕頭的位置放在脖子的後方，不要放在後枕部，以免抬高頭部，使頸部肌肉疲勞，頸曲變直或反張。

二是凡事想開，心情放鬆。睡前可聽一些帶有催眠性質的輕鬆歌曲，以緩解和消除心理的壓力。

三是按時入睡，按時起床，培養良好的休息習慣。同時，睡前最好洗個熱水澡，以提高身體溫度，讓人產生睡意。

四是科學飲食，訂製「睡眠晚餐」，盡量確保入睡時腸胃已經完成食物消化的任務。晚餐最好在睡前三小時吃完，一般不宜吃得太晚。晚餐少吃或不吃辛辣、油膩和含有大量維生素B群的海鮮，因為這種海鮮具有提神醒腦的功效；應多吃含有豐富碳水化合物的五穀雜糧。平時還要多吃核桃、山芋、黑芝麻等補腎的食物，以及能舒筋活絡，對於頸椎病亦有預防作用的木瓜和當歸等食物。

五是按摩。中醫認為，睡眠品質不佳，是因為體內陽氣過盛而陰氣不足。因此，透過按摩身體的一些穴位，調和體內陰陽，以提高睡眠品質：

1. **抹眉**——用兩手食指彎成弓狀，以第二指節內側緊貼著眉間印堂，向前額兩側抹壓（圖5）。

2. **揉腦後**——用兩手拇指緊按腦後，有痠脹感即停止（圖6）。

3.按摩耳廓——用兩手掌心按摩耳廓，以調節全身機能，促進血液循環（圖7）。

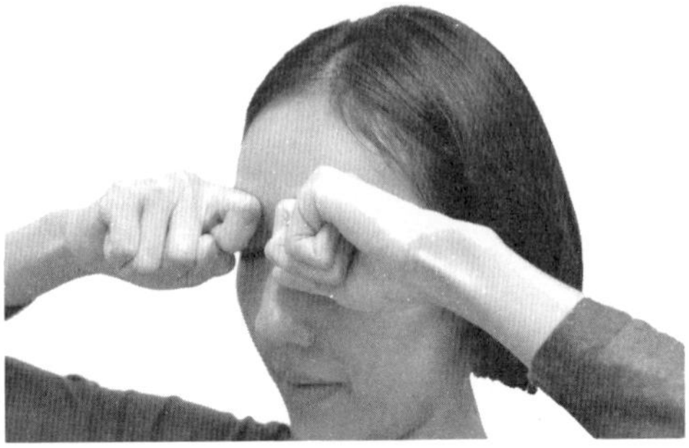
▲圖5

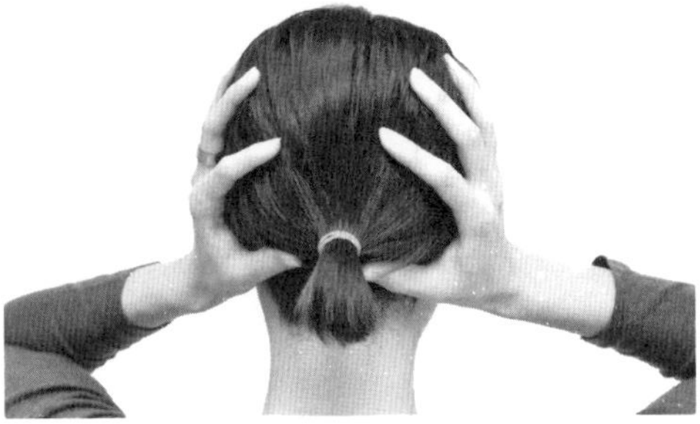
▲圖6

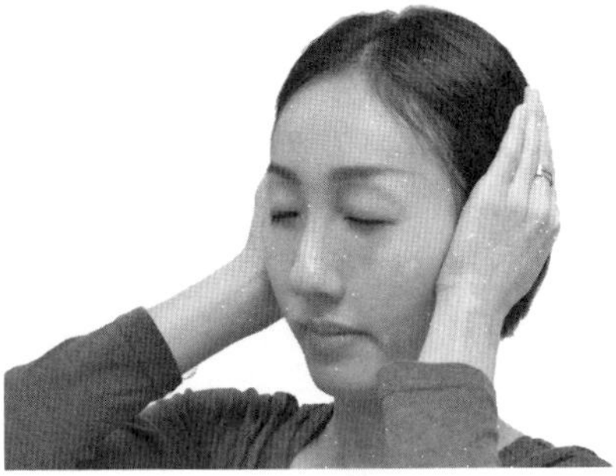
▲圖7

六是選擇適合自己的鍛鍊項目，加強室外運動，使人體四肢等器官處於疲勞狀態，容易入睡。我們知道，從事體力勞動的工人、農民和摸爬滾打的軍方戰士，一天勞累下來，只要躺到床上，大部分都能很快睡著。這是因為，身體疲勞可使皮質的神經細胞減少興奮性。

七是營造良好的睡眠環境。睡前開窗換氣，讓臥室內有足夠的新鮮空氣。這樣一來，可以避免或減少環境性失眠的症狀。

記憶力減退，別光冤枉大腦

在前一節裡，我談到過身體的、精神的、環境的等很多因素會導致睡不好覺或失眠，而伴隨失眠者的就是一系列的併發症和後發症，而記憶力減退就是其中最常見的。

其實，除了失眠，記憶力減退的原因還有很多。說起記憶力減退，很多人馬上就會想到年齡，在他們的眼中，只有年紀大的人才會記憶力不好。

雖說年齡是記憶力減退的一個很重要的原因，因為人老了，大腦等各器官都會退化，記憶力減退也是理所當然的了，但現實生活中，尤其是在現代高強度、高壓力的競爭生活環境下，很多年輕人的記憶也變得不好了，做事丟三落四、剛剛說過的話馬上就想不起來、注意力不能集中、記一個東西特別慢等等，這又是什麼原因呢？要探討這個問題，得弄明白記憶產生的神經和血管機制。

大腦是記憶產生的實質性器官，主要靠兩側的頸動脈和椎基底動脈提供豐富的血液和營養；成人的大腦重量約一千二百公克左右，它不能有一刻的缺血和缺氧，因此對它的供應通道——頸椎，有很強的依賴性和非常高的要求，如果頸椎有病變，勢必會影響到大腦的供血和供氧，輕則發生頭暈、頭痛、記憶力減退等症狀，重則導致腦梗塞。

除此之外，頸椎還是向上傳遞資訊至大腦的連接通路，下自四肢末端、上自大腦中樞，身體內外的各種資訊都要靠頸椎裡的神經通路傳送到大腦，大腦反應的各種指令也要通過它再輸送到身體各處。

記憶力是大腦對資訊的收集和保存能力，如果頸椎出現問題，就會影響大腦的供血和供氧，大腦工作得不到強而有效的「後勤支援保障」，它對資訊的保存、收集效率當然會大打折扣；同時相應地，頸椎裡的神經通路也會發生障礙，影響其向大腦傳遞資訊的能力，大腦得不到足夠的資訊來源，記憶力自然不會太好。

當然，記憶力減退還有很多種原因，但是，如果是因為頸椎的毛病所引起的，一定要從頸椎、脊柱的調理養護來著手治療，平時多注意一下對頸椎的愛護保養，都有利於大腦的健康和記憶力的提高及加強。

耳鳴、聽力不好，不要忽視頸椎

即使待在安靜的房間內，也能聽到「嗡嗡」的聲音，在轉頭回身或者變換體位時響聲加重，耳朵裡日日夜夜像有一隻蜜蜂在旁邊「嗡嗡嗡」地叫著，讓人不得安寧。

這就是我們耳朵最常見的毛病之一——耳鳴。引起耳鳴的原因很多，我重點介紹一種在臨床和患者身上最具有代表性的血管性耳鳴，這種耳鳴一旦發作，讓人覺得它是一陣一陣的，節律就像心跳一樣，十分影響人的正常工作和學習生活。

為什麼把它叫做「血管性耳鳴」呢？原因很簡單，因為這種耳鳴是相關血管的病變所引起的，比如耳部、顳部、頸部、大腦裡的一些血管擴張、血管壁破損等，會刺激聽神經，發生耳鳴，當然也會影響正常的聽力，使聽力下降。

有一個病人，大概四十多歲的樣子，找我看他的頸椎。他告訴我，自己的頸部痠痛已經持續了一兩年，嚴重時一年至少要住院三、四次，做針灸、做推拿，還有拔罐，差不多不怎麼疼的時候，就照常繼續工作、加班、熬通宵，所以頸椎的狀況老不見好轉。近來，他突然發現自己耳朵裡時時會有「嗡嗡嗡」的聲響，當時他就急了，去醫院官能科做檢查、化驗、治療，可是沒有多大的效果。就在耳鳴深深困擾他的時候，他的頸椎病又犯了。

我詳細詢問了他的病史和治療經過後，發現他平時一直有睡高枕頭的習慣，透過X光片，發現他的頸部齒狀突的位置偏斜，診斷為頸椎病以後，我給他做了一系列頸椎恢復治療，幾次旋轉復位操作手法下來，他頸部的疼痛開始緩解，而耳鳴的症狀也逐漸減少。他欣喜異常，同時也百思不得其解：為什麼針對耳鳴做了那麼多治療都沒有效果，現在只是做頸椎治療，反而醫好了耳鳴？耳鳴跟頸椎之間有什麼必然的聯繫嗎？

我跟他解釋，頸椎是大腦供血的主要通道，它的毛病會影響包括聽神經在內的整個大腦的正常運作；頸椎退行性改變、椎間孔變窄等，會壓迫、刺激血管和神經，發生因血管病變產生的耳鳴。他要徹底改善這種狀況，就必須改變生活中的不良習慣，如喜歡睡高枕頭、經常對著電腦熬夜加班等。

從中醫的角度來說，耳鳴、聽力不好有實症和虛症之分，病源在腎，「腎藏精，開竅於耳」，耳朵是腎臟的外部表現器官。《黃帝內經》的〈素問・陰陽應象大論〉中提到腎「在竅為耳」，〈靈樞・脈度篇〉又指出：「腎氣通於耳，腎和則耳能聞五音矣。」耳為腎之官，腎精足則聽覺聰靈，腎精虛則兩耳失聰。透過聽覺的變化，一般可以推斷出腎氣的盛衰情況。

耳鳴、聽力下降的情況應該怎樣預防和保健呢？日常生活防止噪音，保持良好的身心狀態，注意休息、運動鍛鍊，按摩翳風穴和聽會穴，多服用一些補腎的食物，如核桃粥、芝麻粥、花生粥、豬腎粥等，這些食物對保護聽力頗有裨益，對於已經患有該種症狀的人，要定期檢查聽力並留存記錄，以便比較聽力的變化。

保養頸椎，治好鼻竇炎

早上起來直打噴嚏，鼻子裡像被什麼堵住似的，有擤不完的鼻涕，使勁用力地擤，會有很多非常濃稠的鼻涕，時時還有頭疼的症狀，天氣一變冷，尤其到了冬天，這些症狀出現的頻率似乎也變多了起來。

趙女士就是一個典型的患者，每年一到冬天，鼻塞、鼻涕多、頭疼的症狀迫使她開始「南遷」，上醫院去檢查治療，醫生說是上頜竇炎，吃了一堆抗炎、消炎的藥，也試了很多偏方和驗方，症狀稍微緩解，可就是沒能根治，一到冬天就變本加厲。去年冬天，她搬到南方親戚家的時候，由於通宵打麻將，造成頭頸部僵硬不適、運動困難，以為是頸椎病，來到我的診室。我給她做詳細的檢查和病史詢問，除了頸椎部的不適外，她很無奈地告訴我，她這幾年冬天不得不到南方親戚家養病的苦衷。

趙女士那種非常難纏的惡疾，到底是一種什麼病呢？醫生說是上頜竇炎，有沒有根據？竇其實說白了，就是孔洞、空隙，上頜竇就是在鼻腔裡的一個小空隙。這樣的小空隙在鼻腔裡共有四對——額竇、蝶竇、上頜竇、篩竇，它們統稱為「鼻竇」。如果鼻腔因為感染細菌或被慢性疾病及鄰近病灶感染等，就容易發生鼻竇炎，最常見的症狀就是鼻塞、鼻涕、頭昏、頭疼等，有些還會導致精神緊張焦慮，十分影響人們的日常生活。另外，患有鼻竇炎的人，嗅覺是很不靈敏的。

中醫認為，鼻為清竅，為肺之門戶，人呼吸的通暢與否、嗅覺的靈敏程度，都要依靠自然界的清陽之氣來充養。如果外界空氣渾濁，很多灰塵、細菌都會被吸入到鼻腔內，使鼻腔竅隙閉塞，邪氣關在鼻腔內會化熱、灼腐生膿，從而導致鼻塞、流鼻涕、頭痛和頭脹等。

其實，鼻竇炎在中醫裡有它自己的名字——鼻淵、腦漏。鼻腔裡的「竇」、空隙被中醫很形象地稱為「淵」，意思就是很深很深的洞；至於相應的鼻塞、流鼻涕的症狀，就好像是從大腦裡流出來的東西，所以叫做「腦漏」。當然，這只是一種開玩笑的說法，以現代醫學技術，基本上已經可以證明鼻竇炎的發生，是跟感染和相關腦內的一些病變刺激有關。

我在這裡要特別說明的一點是，很多患者在鼻塞、流鼻涕、頭昏、頭脹、頭疼的同時，亦兼有後頸部僵硬、疼痛、運動受限等一系列頸椎病的症狀表現。這種鼻竇炎通常會伴隨頸椎病而發生，所以，它是不是跟頸椎病有一定程度的關係呢？

大家都知道，人體的五官是相通的，鼻子正好處於人臉部的危險三角地帶，人體的鼻腔二十四小時都在不間斷地與各種細菌、病毒打交道，當鼻子處於鼻腔乾裂、鼻管斷裂的情況時，細菌就很容易入侵。向上容易累及眼睛、顱內，向後累及耳部，向下則危害咽喉部位，甚至是氣管和肺部。特別是當細菌透過斷裂的血管流入顱內，並在顱內生長、繁殖時，最後便會形成敗血症。

鼻子內的血液供應主要源自於鼻外側動脈。此外，還有篩前動脈的分支、眼動脈的鼻背支也參與了鼻子的血液供應。鼻外側動脈在鼻翼附著處的下外側，起源於面動脈，沿著鼻翼溝走行在皮下組織中，並逐漸分成兩支，以水平方向向中線走行到鼻尖。由此可見，頸椎病與鼻竇炎的發生有很大的關聯。

治療因頸椎病引起的鼻竇炎，最主要也是要注意平時頸椎的保養和調理。方法可參考本章「頸椎病，最典型的頸椎疾病」一節。

巧治打嗝

吃完飯打嗝，民間俗稱「打飽嗝」，認為是因為吃得過飽所引起的。剛吃完飯感覺腹脹並打嗝，確實與進食有關，等進入到胃部的食物消化得差不多時，這些症狀也會自然而然地消失。但是，如果打嗝、腹脹一直持續，天天沒完沒了，那就不僅僅是進食的原因了，它其實是在提醒你，你的某個身體部位出問題了。

一般情況下，打嗝是因為膈肌痙攣，出現不自主的間歇性收縮運動所引發的。

膈肌是位於人體肋骨下方的一塊薄薄肌肉，連接著兩條平行上傳的神經——迷走神經和膈神經。當迷走神經受到刺激的時候，它的刺激信號會被大腦接收，然後大腦會讓膈肌上的另外一條神經——膈神經做出反應，引起膈肌收縮運動，發生打嗝。

膈神經由頸椎第三至五節脊神經發出，是頸叢的重要分支，膈神經損害可導致膈肌癱瘓和呼吸困難，當膈神經受到刺激時，膈肌出現痙攣性收縮而開始打嗝。因此，由於頸椎的病變，如外傷、退行性變化、慢性勞損（睡姿不佳、常低頭或仰頭、枕頭高低軟硬不適當）等，都會使得頸椎第三、四、五節的椎關節側偏錯位，導致膈神經受到壓迫或刺激，引起膈肌痙攣，導致打嗝不止。

那麼，依據中醫的理論，這種情況又是如何說的呢？其實，在中醫裡，打嗝有另外的一個名字——「呃逆」，認為是胃氣上逆所導致的一種疾病。什麼原因會導致胃氣上逆？飲食不節，如過食生冷涼硬的食物，導致胃腑受寒，寒氣上逆，發生呃逆；其次，情志失調，如憂鬱、惱怒等，會導致肝鬱痰阻、肝氣犯胃，胃氣挾痰上逆；另外，還有那些久病或大病的人，會因為中氣耗傷，腎氣不納，引動沖氣上乘。所以，中醫治療打嗝的方法一般是和胃降逆、調暢氣機之類。

和胃降逆、調暢氣機，其實就是我們常常說的，保持體內環境的和諧穩定，不要讓裡面的成員發生不滿或者暴力的情況，這樣一來，也能夠有效地減少胸腹腔內各個臟器對迷走神經的刺激影響，以此預防和治療打嗝。那麼，方法有哪些呢？我建議，從胸背部的保養調理開始著手。

我有一個病人，是個廚師，可能跟他的工作性質有關，在一次生氣之後就開始打嗝，持續了半個多月，覺也睡不好，連說話和吃飯都有困難了，吃藥、去醫院做針灸……都弄不好，到我這裡來的時候，我細問了他的一些發病史和治療史後，對他所做的治療是，幫他按摩放鬆頸背部肌群，並讓他抱頭提拉頸椎，打嗝馬上就止住了，他當即高興得跟什麼似的。

為什麼打嗝可以透過頸背部的調理來治療？這就是上面所說的「保持體內環境和諧穩定」，只是它是透過頸背部的調理來達到這個目的。

除了上面講到的特殊治療方法外，一般對頸背部的保養和調理，都是能夠有效預防和治療打嗝的，重點方法是用兩手拇指點按胸鎖乳突肌上端及第四節頸椎旁開一寸兩側的膈神經部位。

容易與頸椎病相混淆的肩周炎

相信很多人對於肩周炎這個名詞都不會感到陌生，因為肩周炎在我們日常的生活中已經越來越普遍，逐漸成了人們，尤其是都市人群的常見病、高發病。

肩周炎也被稱作五十肩，之所以將其稱為「五十肩」，是因為過去肩周炎的好發人群大多是五十歲以上，只在一部分中老年人中發病。然而，隨著現代生活節奏的加快，加班工作、通宵熬夜成了現代都市人的日常生活，這些不良的生活習慣，使得肩周炎的患病人群越來越年輕化和大眾化，可以說肩周炎已成為影響現代人健康的最普遍慢性亞健康疾病。

對於年輕人來說，肩周炎發生的原因一般跟不良生活習慣和不健康的生活方式有關，如長時間保持某一姿勢、弓背聳肩、長期不活動肩頸部肌肉等，都會使局部肌肉張力增加，頸、肩、背部分肌肉過度緊繃，產生勞損和炎症，進而誘發肩周炎。肩周炎的全名是「肩關節周圍炎」，是肩關節周圍肌肉、韌帶、肌腱、滑囊、關節囊等軟組織損傷、退行性病變，所引起的關節囊和關節周圍軟組織的一種慢性無菌性炎症。

肩關節是人體全身各關節中活動範圍最大的關節，其關節囊非常鬆弛，穩定性大部分是靠關節周圍的肌肉、肌腱和韌帶的力量來維持。肌腱本身的血液供應較差，而肩關節在生活中的活動又比較頻繁，周圍軟組織長期受到各方面力量的摩擦擠壓，因此容易發生慢性勞損，形成肩周炎。很多人在發病初期，會感到肩關節周圍有陣發性痠痛、關節活動不能伸展自如和運動障礙等，有些人還會自覺有冷氣進入肩部，感覺有涼氣從肩關節內部向外冒出等，有這些症狀時一定要考慮罹患肩周炎的可能性，但要跟頸椎病區別開來；頸椎病通常會有涉及前臂和手的根性疼痛，並且疼痛的部位不明確，不像肩周炎的疼痛部位就侷限在肩部周圍。

關於肩周炎的治療，醫學上有一整套方法：

1. 服用消炎痛（Indomethacin，吲哚美辛）、布洛芬（Ibuprofen，異丁苯丙酸）、扶他林（Diclofenac Diethylamine Emulgel，雙氯酚酸二乙胺乳膠劑）等藥物。

2.早期肩周炎患者，可採用中藥治療，服用活血、通絡、止痛的中藥，並配合針灸、按摩，對肩井、肩貞、肩隅、天宗等穴位實施處理。

為了鞏固療效，患者還必須持續地進行運動鍛鍊：

1.熱敷和按摩頸椎肩部後，雙手交叉並摸對側耳輪，然後左右擺動，直至有痛感，再回復原位（圖8）。

2.扶住桌面，雙手與肩同寬，直臂上體下壓，利用身體重力使肩關節前屈，有疼痛感十秒鐘後，再回復原位（圖9）。

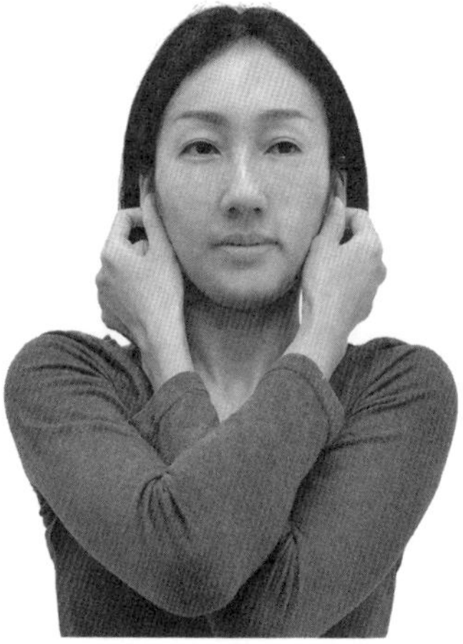

▲圖8

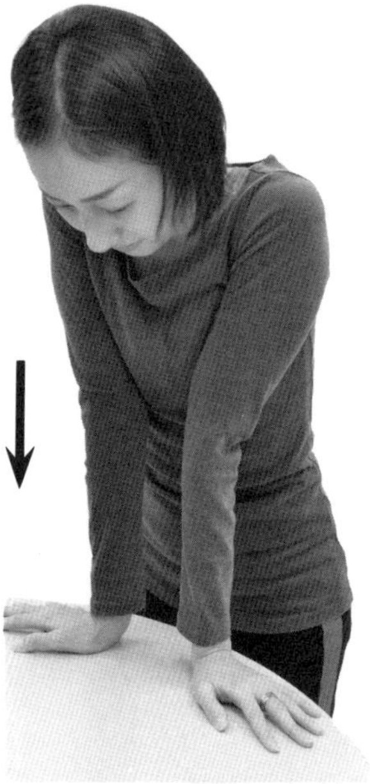

▲圖9

3.屈膝懸垂，雙手與肩同寬，抓握單槓，身體逐漸屈膝下蹲至肩部有疼痛感，十秒鐘後，再回復原位（圖10）。

4.兩臂自然下垂，然後伸直，從下向前、上、後、下做直臂肩繞環的動作（圖11）。

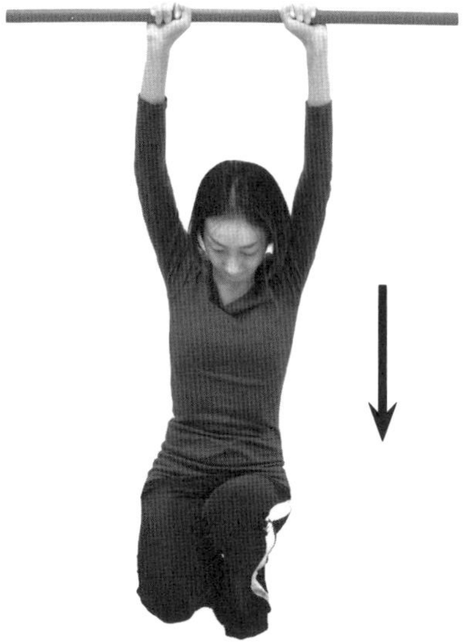

▲圖10

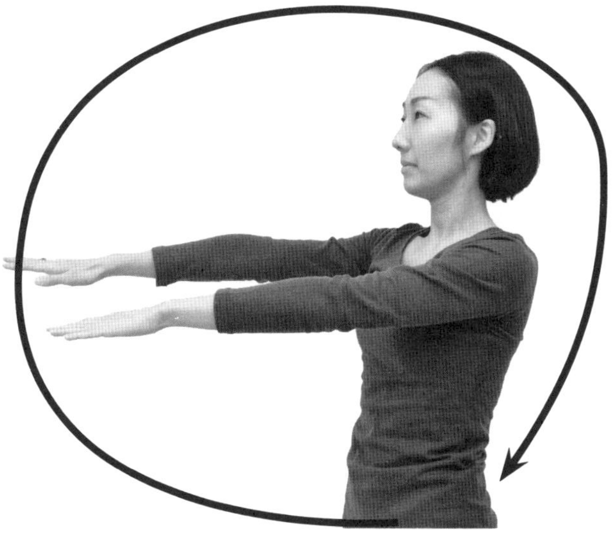

▲圖11

5.雙手直肩扶牆，在身體向牆壁靠近的同時，做雙手直臂沿牆壁向上爬升的動作，有痛感時堅持十秒鐘，然後屈臂放鬆（圖12）。

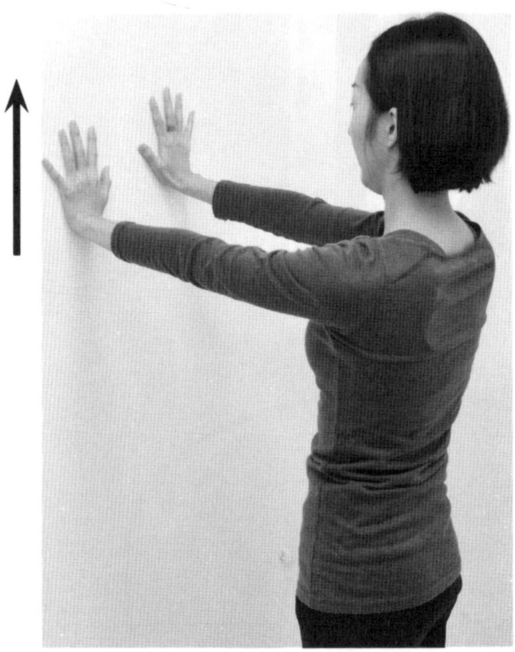
▲圖12

以上運動，貴在堅持，每天練習二至三次，每次六至十二遍，一個月左右必有明顯療效。

再完美的治療方案也比不上預防重要。預防肩周炎主要應做好以下的預防措施：

1. 注意肩部保暖，不要受涼。
2. 注意勞逸結合，不要讓頸椎過度疲勞，因為頸椎引發的肩周炎，往往找上那些經年累月加班，又是伏案工作的人。
3. 加強頸椎至肩部關節的運動鍛鍊，如經常做柔軟體操、太極拳等運動，使血液循環暢通，達到加強肩部關節囊及周圍軟組織功能的目的。

黃金三小時，搶救中風

有句老話：「天有不測風雲，人有旦夕禍福。」是用來形容人在現實生活中經常會遭受到這樣那樣的意外和挫折打擊，而在這所有的「不測風雲，旦夕禍福」之中，中風無疑是對人們身體健康和生命安全有著很大威脅和隱患的疾病。它發病急速，可以瞬間讓人的大腦死亡，威脅生命安全，造成肢體癱瘓等後遺症，是一種非常危急和兇險的疾病。

那麼，中風到底是一種什麼病，會如此嚴重和可怕？在醫學上，中風也叫做「腦卒中」，是一種大腦缺血或大腦出血所引起的大腦和身體其他部位器官損傷的病症，發病時會猝然昏倒、不省人事，伴有口角歪斜、語言不利而出現半身不遂等症狀，發病迅速、突然，如果不注意預防和保護，會造成身體癱瘓，行動、語言、思維、意識障礙等因為大腦損傷而出現的一系列併發症、後遺症，其死亡率和致殘率都是很高的。

對於中風，醫學上有「黃金三小時」的說法，也就是說，中風發生後的三小時是最佳治療時間，假如中風患者能夠在發病後三小時內進行溶栓治療，則其治療效果最好、後遺症最輕。很多患者因為不知道中風起病的先期症狀和最佳治療時間，導致貽誤病機，造成患者的終身痛苦和遺憾。

如果出現突然失明或者視力模糊的現象，感到天旋地轉、搖擺不定、站立不穩，甚至暈倒在地，或者出現難以忍受的頭疼等意識、行為方面突然失常的情況，一定要考慮是中風的先兆症狀，並採取相關急救措施。

因為大腦損傷多是不可逆的，一旦損傷後，功能恢復是很難完成的，所以在疾病預防和控制的過程中，大家對於中風的認識一定要從預防上著手。

哪些人最容易發生中風呢？五十歲以上，血壓、血糖高，有心腦血管疾病的人，是中風的高發族群，平時一定要注意保持情緒的平穩，養成良好生活習慣，戒菸戒酒，控制血壓、血糖，積極治療中風的誘發因素，以預防中風。

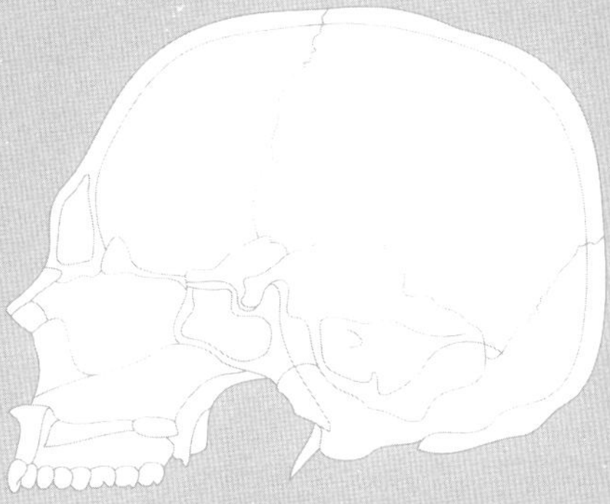

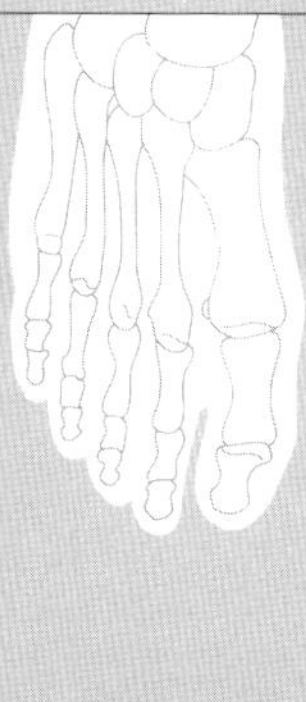

第4章

骨盆正起來，人生就剛強起來

——骨盆相關疾病的治療與預防

什麼是我們真正想要的健康生活呢？我覺得人不得病是一個要素，另一個要素是青春和活力。女性更重視留住青春美麗，而男性呢？雖然嘴邊不常說，但心裡一直很關注的，就是想要充滿活力，能一直充滿陽剛之氣。

男人們有時候坐在一起喝酒，常常會說：「男人就要活出男人的樣子。」這種英武、激情，是男人無論多大年紀都渴望的，就像女人天性愛美，是一樣的道理。

我單位研究所裡有位同事，三十多歲的年紀，一直腰腿疼，跟老婆結婚七、八年了，一直沒有孩子，後來我才知道他其實是陽痿。因為經常坐在電腦前工作，骨盆壓出了問題，陰部神經受到刺激後變得麻木，最後失去了性功能。問題的癥結找到以後，他開始非常注重對骨盆的養護和治療，治療了差不多半年多的時間，眼看著他走路能昂首挺胸了，整個人的精神面貌煥然一新，隨後老婆懷孕生了一個胖小子，工作上也因為表現良好，從助理的職位晉升到了主任。

還有一個例子，一位飯店服務生，二十五歲，人長得非常漂亮，可是誰也不知道，由於先天性骶椎裂，她的骨盆歪了，每天遺尿一次，很是苦惱。不少男生追求她，她都不敢接受。我用手法治療，兩三次以後就好了。如果沒有健康，如何享受生活之美呢？

我的女性患者中有一些人有月經的問題，比如兩個月都不來，到婦產科也查不出什麼毛病，就是腰痛，X光片顯示其腰椎間盤突出、骨盆傾斜、骶髂關節錯位。在這種情況下，我向她們說明重點，有時候只是簡單地扳幾下，當月月經就來了。這種勞損跟平時的學習和工作習慣有很大關係，現在人經常坐著，活動少，有類似毛病的不在少數。

養好骨盆，其實就是養好腎，中醫認為，腎是先天之本，脾是後天之本。先天之本要保護它，因為它不但能保護人體健康，而且可以培育後代。男人到了三十多歲，能量就會有所不足。腎，從中醫來講，是水；火是心，水火要相互交流，達到一個相融、協調的狀態，才是真正健康的正常狀態。有些人，因為水火沒相交，水是水，火是火，或者火氣太盛，水不夠，或者水氣太盛，火不夠……這些都是心腎不交的表現。之後就會出現心臟、腎臟的病態症狀，感到腰部痠痛、心慌、容易發脾氣等。性功能障礙、容易疲勞等，是腎的問題；情緒的改變，是心的問題。整體來說，就是心情煩躁，心腎不交。

沒有實質生活和性方面的興趣；沒有性的要求，家庭也不容易和睦。家庭要是和睦了，身體就和諧了，各個器官也就跟著和諧了。中醫講陰陽協調，保持在一個點上，同性相吸引，生活才會協調。

家庭之間的關愛常常決定了一個人的健康，我這裡還有一些養護骨盆的鍛鍊動作，如果親人之間一起鍛鍊，效果還會更好一些。

骨盆是貫通身體上下的樞紐

熟悉人體解剖的人都知道，骨盆處在人體正中間的位置，對整個骨架有著重要的支撐與平衡的作用。所以有人說，骨盆就像人體的一個底座。我認為，作為脊柱基座的骨盆不僅支撐著身體的體重，同時也是人體下肢的橋樑，是貫通、連接人體上下的樞紐。骨盆與下肢就像一張桌子，不同的是，這張桌子只有兩條腿，骨盆如桌面般地支撐著生命的基礎——脊柱。具體地說，骨盆在人體下方的髖關節與股骨相連，上方則在尾椎處與脊柱相連，給予脊柱垂直向上的支撐力。因此，骨盆是貫通、連接人體上下的樞紐。

從解剖位置來看，骨盆是由骶骨、尾骨和兩塊髖骨（包括髂骨、坐骨及恥骨聯合）所組成，是一個上寬下窄及前寬後窄的結構，並分為兩個弓，前弓由髂坐骨至恥骨的部分構成，後弓則有骶骨上三節，是骶髂關節及由骶髂關節至袷臼的髂骨部分所構成，兩者在相當於髂臼的平面相交，均有堅強的韌帶附著。可以說，人體的所有活動，都離不開骨盆的支持。

既然骨盆的位置那麼重要，那怎樣才能使它穩定，達到平衡和健康呢？人的坐姿直接影響到骨盆的健康。因為人體呈坐位時，全部重量都落在骨盆上，也就是，由骨盆支撐著整個身體。如果長期坐姿不正確或養成不良習慣，久而久之，就會造成骨盆位置不正或移位。

當骨盆處於正常的位置時，髂脊連接線是水平的，並與脊柱成直角相交，左右下肢長度相等，肌肉和結締組織柔韌且富有彈性，各個關節很容易發出清脆的聲音。但是，當骨盆移位時，會使脊柱彎曲而壓迫神經，導致肌肉、關節和臟器發生功能障礙，因而產生各種疾病，除了熟知的股骨頭損傷或壞死等，還有一些意想不到的疾病。

比如我曾經治療過的一個小患者。她十二歲時，走路不小心滑倒，一屁股坐在地上，把尾骨摔斷了。之後家長帶來我這裡看，骨頭方面本身沒有大問題，但是尾骨有畸形移位的情況，向骨盆偏過去，這個要是治不好，以後骨盆就會變形；對女性來說，骨盆變形會造成生小孩時的難產。當時我做手法幫她復位，但是復不了。十二歲的小女生，若是治不好，以後生小孩時怎麼辦呢？最好還是做手術。後來，她做了手術，慢慢地都好了。再往後結婚懷孕，生小孩順產，一直到今天的過年過節，都還打電話給我表示感激。

由此可見，大家一定要重視預防、做好骨盆的自我保健工作。其中包括平時一定要注意保持坐姿正確，除特殊情況外，一般不要久坐超過一小時，間隔一段時間（中小學生四十五分鐘左右）就要站立起來，走出室外或陽台，伸腰踢腿，活動四肢，成年人要學會自我按摩腰部，注意疏通血液循環。

另外，還要講究飲食並保持良好的生活習慣。與骨盆有關的股骨頭損傷或壞死等疾病，通常與長期使用荷爾蒙、嗜酒、過度吸菸這三大因素有關。

最後，再給大家介紹幾種我在臨床上最常用到的骨盆治療方法。一種叫做「均衡骨盆牽引療法」，它是以量化的脊柱與骨盆X線測量指標作為治療的主要依據，透過調整骨盆間的生物力學平衡，改變病變關節處的異常受力狀態，然後根據軟組織損傷程度，配合藥物、手法等，以達到標本兼治的目的。

還有一種是採用矯正法和壓揉法相結合，以患者的骨盆為基礎，以髖關節和脊柱為中心，將移位的骼骨扶正，消除肌肉和結締組織的經常性痙攣和僵硬，擴大各個關節的活動範圍，調動人體本身的自癒力，恢復人體的生物力學平衡，使骨盆逐步達到鞏固的穩定性，從而保持人體生命的旺盛力。

我們從電影中可以看到這樣的情節：要炸毀一座大樓或橋樑時，一定要把炸藥放在建築物中間的某一個位置上，這個位置，是對整個建築物的結構有著決定性作用的一個支撐點，將炸藥放到這裡，破壞力才最大。而我們的骨盆，就是對我們身體整個骨架起支撐作用的部位。如果身體裡有個壞蛋想要輕易地破壞我們整個身體的骨架，它就一定會從骨盆下手。

骨盆除了是貫通人體上下的樞紐外，還是身體裡的能量庫。這個能量庫與我們的身體健康之間都有著些什麼關係，後面的章節將一一講解。

骨盆是身體裡的能量庫

能量，是跟我們的健康和身體最息息相關的一個詞。能量來自我們每天消耗的食物熱量，來自身體各項的功能鍛鍊，離開了能量，身體機器將會成為一堆沒有用處的廢棄物。

可是，為什麼說骨盆是身體裡的能量庫呢？首先，如前面一章所講，骨盆腔內容納有子宮、卵巢、輸卵管、陰道及鄰近的輸尿管、膀胱、尿道、直腸等器官，這些是人體的生殖泌尿系統，是人體「生命原動力」的產出根源。據中醫古典巨著

《難經・八難》所載，臍下瞬間動氣是五臟六腑之本，十二經脈之根。也就是說，臍下部位即身體的骨盆位置，是推動生命活動的根本動力。骨盆還是很多重要養生穴位的「藏身之所」，比如下丹田、氣海、關元、中極等，中醫古籍有「下丹田，藏精之府也」的說法，認為丹田是人體吸收天地之精華的首要部位。骨盆裡有滋潤我們身體所需要的能量、營養，是養護我們生命的熱土。

其次，骨盆腔內的神經、血管，就像身體的能量管道，它們往上運行，能夠養護腹腔、胸腔、大腦等；往下，可以滋養腿腳。一旦骨盆出現失衡歪斜，隱藏在骨盆間的能量管道便會因此受到壓迫而變形、變窄，使身體得不到足夠的營養和能量，健康的身體就會出現毛病乃至衰老。所以說，骨盆是身體裡的能量庫，要想健康、年輕、有活力，就一定要重視對它的養護和關愛。

河壩如果決堤，裡面的蓄水就會奔瀉、流盡，灌溉所需的水分將丟失殆盡，禾苗莊稼得不到灌溉、滋潤，來年面臨的將是顆粒無收、衣食不飽。同樣地，身體裡的能量庫如果得不到好好的蓄養保存，各個器官、各個系統的功能活動所需要的能量就得不到保障，人體這棵健壯的大樹也會因為缺失水分而失去生命活力，甚至枯死。

我有一個女性病人，三十多歲，有會陰部麻痛、尿頻、尿急、月經不調、性冷感等諸多症狀，上過很多大小有名的專科醫院，找過很多的醫生，都查不出一個明確的病因，診治不了。她也從來沒有想過是骨盆歪斜，壓迫了內生殖器的原因，到我們診室來，完全是因為一次不慎跌倒所造成的下肢骨折。

在診治中我發現，她的骨盆錯位已經很嚴重。我對她說，她下肢的骨折問題不大，主要問題都是出在骨盆上，然後跟她說起她可能出現的問題，她很吃驚，告訴我，這些問題困擾了她很多年，她已經沒有辦法可想了。於是，我建議她做骨盆矯正治療，她用了三個月的時間配合我做一系列的骨盆矯正鍛鍊，之後，月經正常了，會陰不疼了，性生活也正常了。其實，這就是一個很好的例子，因為骨盆這個人體能量庫出現了問題，所以才引發了一系列的「非典型臨床病症」，影響了她的正常生活。

還有一個前面提到過的例子，一位飯店的服務生，二十五歲，每天遺尿一次，因為這個毛病，不敢談戀愛，更不敢結婚，本人感到很痛苦。後來我檢查，發現是先天性骶椎裂，就是先天的骶椎有裂隙，導致骨盆歪了。我也是給她做手法治療，大概兩三次，就大致全好了。

做好骨盆的養護，自己可以試著做這樣的一個簡單鍛鍊：抱腿，半滾。抱著腿在床上活動，往前彎一下，往後動一下，它會幫助骨盆矯正。第二個方法是仰躺在床上，用一條腿做三十度到四十五度的抬升運動，它也有利於腰部的恢復。

腰痠腿痛的根本原因在骨盆

過去人們說「人老腿先老」，意思是說，隨著年紀的增長，往往當人們還沒有感覺到身體其他器官衰老的時候，腿腳的毛病就已經提前告訴你：「你老啦」。現在社會進步了、科技發達了，但是腰痠腿疼的毛病卻似乎沒有隨著生活水準的上升而改善，相反地，有越來越多的年輕人步入這個從前被看作是衰老象徵的行列。

而改善，相反地，有越來越多的年輕人步入這個從前被看作是衰老象徵的行列。

有些病人找中醫把脈、找西醫拍X光片、吃鈣片、補充維生素……能想到的法子全用上了，可是還是不見效，這腰桿子還是挺不直，腿腳還是不好使。其實，問題的根源在於骨盆！正如堵塞了管道的灌溉系統無法給土地滋養，如果我們身體裡運送營養和能量的管道不通暢，那麼營養品吃得再多也於事無補。事關腰腿健康的樞紐正藏在骨盆裡。

從解剖學上，我們可以瞭解到，腰和腿是通過中間的骨盆而連接在一起的，而且，由腰神經和骶神經組成的人身上最粗大的神經——坐骨神經，就起始於腰骶部的脊髓，經過骨盆後，從坐骨大孔穿出，抵達臀部，然後沿大腿後方下行到足部。坐骨神經主要管理下肢的感覺和運動，所以，如果骨盆出現了問題，就很容易導致腰腿疼痛。

而中醫認為，經絡不通是腰、腿和關節疾病的病根，「不通則痛」，「不通」造成氣滯血瘀，清陽不升，如果骨盆有不正、不順的情況，就會造成「不正不通」、「不鬆不通」、「不順不通」的情況。而經絡就好比管道，管道堵塞造成不通，是腰痠腿痛的罪魁禍首。

有沒有疏通管道，治療腰痠腿痛的辦法？我提供給大家八點建議：

1. 保持標準體重，如果你超重了，就像每天多背十幾斤重的包袱，你會有什麼感覺？

2. 重視鍛鍊腹部和腰部肌肉。如果你整個軀體的肌肉強勁了，就能很好地保護腰背和腿不受傷害。運動鍛鍊的方式很多，比如打羽毛球、排球等活動。（但在打球前，一定要先做熱身運動，以避免彈跳扣殺時摔倒而傷到自己）

3. 舉重物時要保持正確的動作，先將兩腿分開，蹲下時注意收腹，挺直腰部，避免向前彎腰，讓腰椎始終保持良好的排列。

4. 加強腿部的鍛鍊，使腿部肌肉在保持良好姿勢和身體力學方面也發揮重要的作用，有效地分擔腰背部的負擔，阻止或緩解腰痛的形成。

5. 保持柔韌性。如果你身體的柔韌性不夠，腰部損傷的機會就會增加。你可以透過學習瑜珈、打太極拳等運動來增強身體的柔韌性，緩解腰部肌肉的緊繃。

6.注意保持正確的姿勢，如果姿勢不正確，會使腰椎間盤壓力增大、肌肉緊繃、關節受損。

7.對於腰痛的病人來說，應該選擇軟硬適中的床墊，以達到支撐腰部的作用。

8.腰痛的人坐下時，先用小枕頭墊在腰部，每隔半個小時可以去掉五分鐘。他們不宜坐太久，中間多站起來或者走動一會兒，並做伸腰動作，讓腰部肌肉得到休息。

大家知道腰腿疼痛的根源和骨盆的重要性之後，就要重視調節，加以養護。具體的預防、自我保健和理療等方法，詳見後面的第5章。

骨盆還是性福的發源地

眾所周知，關係到女性健康與幸福的重要生殖器官卵巢、子宮等均位於骨盆裡，男子漢的陽剛與骨氣，也主要源於骨盆提供的營養和能量，因此，骨盆是滋養生殖器官的溫床，是為人體源源不斷地輸送血氣和能量的基地，是人們守望性福的發源地。

女性的卵巢和男性的睾丸相同，均是人體的最主要生殖器官，同時，也是一個人身心健康、精神狀態的晴雨錶之一，特別是卵巢，它與女性膚色變化、形象美麗息息相關。因此，對女人來說，保護這個溫暖幸福的「發源地」萬萬不得有半點閃失，如果你忽略了對它的悉心照料，那麼，女性的一些疾病，如卵巢囊腫、不孕症、痛經等就會找上門來。這不僅影響了你的身心健康，而且還影響到夫妻之間的感情和幸福。

根據有關專家的研究分析，夫妻間保持適當的性生活，對人體健康有著不可忽視的重要性。對男性而言，它有助於提升體內的多巴胺、複合胺等幾種激素，可幫助男性啟動身體機能，使思緒更加活躍、身體更加健壯挺拔；對女性而言，女性體內的幾種激素，如雌激素、腎上腺素、孕激素等，是女性保持青春活力的重要能量源泉。

二十世紀五〇年代，美國一位著名的婦科專家凱格爾（Arnold Henry Kegel）發明了一套骨盆運動操，如今在醫學上被稱為「凱格爾收縮」或「凱格爾運動」。剛開始，它只是被運用在女性小便失禁症的臨床治療上，後來在一項調查中發現，做過這種運動的婦女，在性生活中不但能增加本人的快感，也能使性伴侶感到更加舒服。由此可見，守護好人體的「性福發源地」，不僅僅是女性自己一個人的事，也關係著一個家庭的幸福和睦。

《黃帝內經》上有這樣的記載：「女子……五七，陽明脈衰，面始焦，髮始墮；六七，三陽脈衰於上，面皆焦，髮始白；七七，任脈虛，太沖脈衰少，天癸竭，地道不通，故形壞而無子也。」我們的老祖宗認為，女性到了三十五歲以後就開始衰老，四十九歲以後，隨著月經的斷絕，即卵巢分泌性激素的減少，身體將更加快速地走向衰老。那麼，我們可以透過什麼樣的鍛鍊方式來刺激體內激素的分泌呢？答案是，向我們的「性福發源地」要回健康和青春美麗！

來，女性朋友們，一起來做凱格爾運動鍛鍊吧！

第一步，收緊和放鬆陰道周圍的肌肉，每天持續做四十至五十次，一個月後，減少到每天二十次。

第二步，旋轉骨盆。全身放鬆，站立，雙腳分開約三十公分，膝蓋轉到右方，將身體的重量放在右腳上（圖13）。再把骨盆向左方旋轉，把臀部向上提，身體的重量落在左腳上（圖14）。這樣，完成一個旋轉週期。每天旋轉二十至四十次。

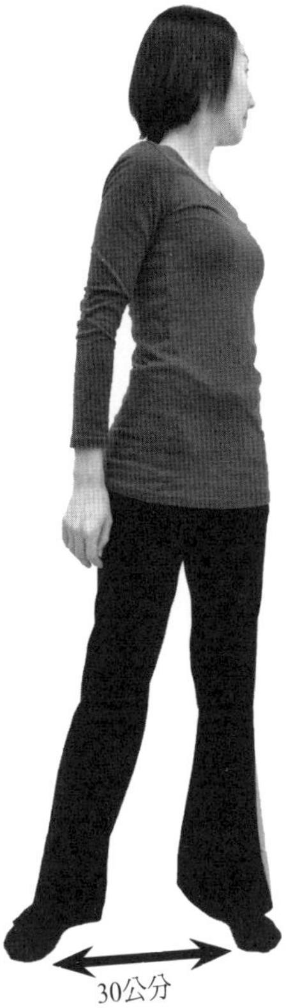

▲圖13

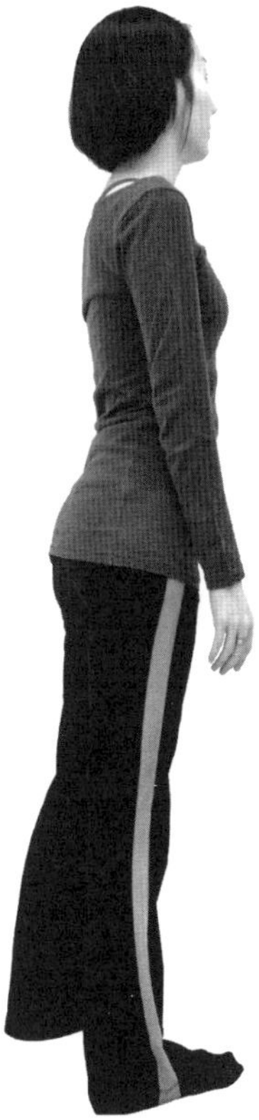
▲圖14

長期堅持下來，相信你的「性福發源地」將會源源不斷地為你輸送生命的能量和活力！

孕育新生命獨一無二的地方

骨盆對於女性具有非常重要的意義，從小的方面來說，骨盆的形狀、大小、寬窄將直接影響到胎兒分娩時的順利與否；從大的方面來說，骨盆是母親孕育新生命獨一無二的地方，胎兒在這裡安家、吸收養分、成長，最後也要通過骨盆離開母體，開始新生命。

前面我們已經提到，骨盆是由骶骨、尾骨和左右兩塊髖骨及其韌帶連接而成，女性骨盆腔淺而寬，呈圓筒形，入口和出口均比男性骨盆大——造物主在造物之初就已經想到為女性孕育胎兒做好構造設計了！它使女性骨盆較男性的大、淺而寬，這對懷孕和分娩非常重要，能夠發揮承托和保護胎兒的作用。

隨著胎兒逐漸長大，他越來越需要一個寬敞的空間，否則他很可能會吸收不到足夠的養分。不懂這個道理的話，就去看看長在懸崖峭壁上的樹木吧！因為幼年的成長受到限制，所以它只能歪著長──「歪脖子樹」有的時候倒是能夠長成千年古樹，可如果是人長歪了脖子呢？至少從外型上已經輸在了起跑線上，至於內在如何，我們下面再仔細討論。也就是說，胎兒賴以生存的母體骨盆作為每個生命孕育的最初環境，健康與否是至關重要的。

前面我說過，中國大陸每年平均有成千上萬具有缺陷和先天殘疾的嬰兒出生，這其中有一個重要原因，就是母親懷孕期間的骨盆正常穩定性受到破壞。準媽媽在懷孕期間，由於受工作與生活環境的影響，比如參加某種劇烈的活動，不慎摔倒，造成骨盆傾斜移位，從而壓迫局部神經系統，使得供給胎兒營養的管道受到阻塞，造成胎兒發育的能量、養分供應不足，由此，嚴重地影響了胎兒的骨骼，包括脊柱、骨盆等器官的健全發育。

從中醫的角度來看，骨盆是女子胞宮的所在地，十二經脈的氣血通過沖脈、任

從中醫的角度來看，骨盆是女子胞宮的所在地，十二經脈的氣血通過沖脈、任脈、督脈灌注於胞宮之中，是女子的經血之源、胎孕之本。由此可見，骨盆裡匯集了天地之氣，是形成元氣、骨氣的寶地，新生兒只有在這塊「熱土寶地」裡才能夠得到最精華、最新鮮、最豐富的營養。

許多準媽媽會發現在懷孕期間，骨盆有疼痛不適的感覺，有的甚至感到疼痛自骨盆部位向大腿、腹股溝、子宮等部位放射，而且還會感到胎兒已經十分靠近骨盆腔下部，好似分娩迫在眉睫，這是因為懷孕期間骨盆腔內臟器位置的改變及局部代謝障礙所導致的。

為了消除這種不適感，準媽媽平時應注意以下幾個方面：避免長時間站立，站立時骨盆稍稍後傾，抬起上半身，肩膀稍稍向後落下；坐著時，後腰要舒服地靠在椅背上，上半身要伸直，不要長時間坐無倚靠的板凳；行走時全身放鬆，不穿高跟鞋；睡眠時可採用蜷曲側臥的姿勢，仰臥時將枕頭墊於膝關節下。

在早晨和午後接近傍晚的時間，準媽媽應走出家門，多多散步、曬曬太陽。如果丈夫在身邊，可要求他陪同一起散步，在室內一起聽抒情優美的歌曲或音樂，或止。如果丈夫不在身邊，可找親人女友相伴散步或娛樂。如果發現腿腳累了，要輕輕地按摩，疏通靜脈，保持血液順暢。

此外，準媽媽還應注意補鈣。因為鈣對骨骼的生長發育有著重要作用，如果孕婦缺鈣，會使胎兒骨骼發育畸形。因此，第一，要吃富含鈣和維生素的食品，包括牛奶和乳製品，但牛奶不宜喝得過多，以免適得其反。第二，盡量不要同時吃全穀物和富含鈣的食物，因為全穀物裡含有一種可以與鈣結合的物質，會影響人體對鈣的正常吸收。第三，盡量多吃一些含硫較多的食物，最好的是大蒜和洋蔥。第四，每月燉兩三次豬骨、豬腳湯吃。但要限制高蛋白動物性食物，因為含蛋白質較多的食物也會促使鈣質從體內排出。第五，在飲食中增加一些有利於骨骼生長的植物成分，如大麥、蒲公英根和薔薇果等都是比較適合的。第六，多吃水果和蔬菜，也有利於促進骨骼的健康發育。

產後媽媽，別忘了關上你的幸福之門

當有人祝你生日快樂時，請你別忘記自己親愛的媽媽！因為這一天既是你快樂的生日，同時也是你媽媽幸福而又受難的日子。對女人來說，生產是一生中身體狀況最大的轉捩點，有人甚至認為坐月子是女人改變體質的唯一機會，因為這個時候，身體就像是一間打開大門的屋子，可以把懷孕時累積的毒素全部排出體外，然後透過正確的補養，恢復身體健康和美麗，並重塑體形。

正確的補養方法包括很多方面，有生活起居、飲食禁忌、保健補養等，然而，在這眾多的調理休養方法中，千萬不要忘了關上你的幸福之門。生產時，骨盆要敞開，寶寶才能夠順利地通過產道，但同時，卻也打開了媽媽的骨盆腔，使得骨盆變了形地大開門戶，如果此時不做好保養，及時地關閉它，讓它恢復原來的形態，那麼你的後半生就只好「開著門戶」過日子了！這也就是許多產後婦女身材走樣、發福，甚至出現婦科疾病的原因所在。

懷孕的時候，準媽媽體內分泌激素，骨盆韌帶鬆弛，微動的骶骼關節輕度移位，帶動了恥骨聯合的分離，這樣在分娩時胎兒才能順利出盆。身體健康正常、注意休息調養的媽媽分娩後，骨盆會逐漸恢復原狀，但有的人恢復起來就沒這麼容易，很多新媽媽過早下床，過早做家務、幹體力活兒，使得骨盆沒有正常地合攏，就會感到骨盆疼痛、腰痛、屁股疼痛等。產後骨盆的打開，對於女性的身體健康是非常不利的，它不僅會導致身材走樣、腰腿疼痛、小便失禁等一系列後遺症，最嚴重的是，如果骨盆不能閉合，它將會像一個入風口般對女性的身體健康造成長久的威脅。

中醫認為「風為百病之長」，女性在坐月子期間一定要避風、避寒、避濕，否則可能會造成影響一生且難以治癒的「月子病」。同時中醫也認為，風性清揚、無孔不入，如果骨盆洞開，勢必會讓賊風邪氣長驅直入，侵犯到骨盆腔裡的臟器，隨著身體逐漸復原，骨盆關閉，這部分邪氣就會長久地遺留在身體裡，造成健康隱患。

產後媽媽，對於骨盆保養，特別要做好以下幾個方面：

1. **產後不宜過早下床，或過早地單邊活動，過早地參加有強度的體力勞動。**一般都是兩個禮拜左右慢慢下床，一個月後慢慢做事。即使下床，也不能單邊活動，比如一隻手提東西、拖地等。一定要等骨盆正常合攏，免得引起腰痛、腿痛。

2. **產後在加強營養補充的同時，要注意加強骨盆的功能鍛鍊。**比如，躺在床上做雙腿屈伸運動，彎曲膝蓋，使之靠向腹部，然後慢慢地放下，雙腿恢復原來的姿勢（圖15）。如此反覆五、六遍，每天一次。或者是仰躺在床上，一條腿一

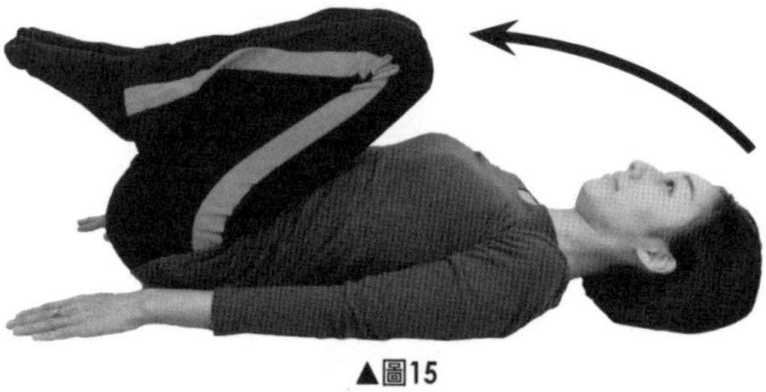

▲圖15

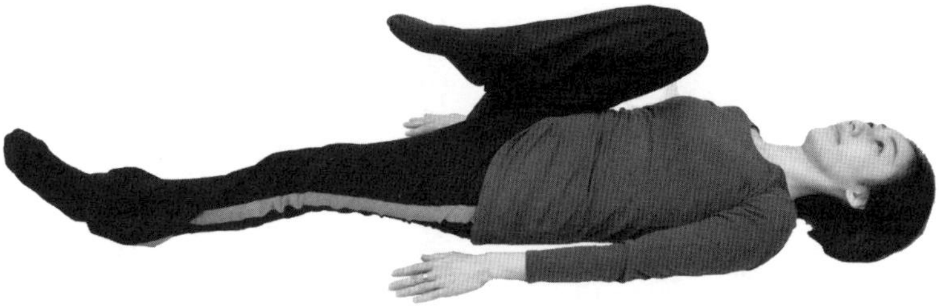

▲圖16

條腿地做屈伸運動，這樣難度低，也有利於腰部的恢復（圖16）。

3. 一定要保持心情愉快、樂觀向上的態度和思想。

除了運動治療，還可以在醫生的指導下，採取中藥治療，根據不同類型而辨症施治。對於瘀滯型的病人，採取活血化瘀的療法，用血府逐瘀湯或桃紅承氣湯。對於肝腎虧損型的病人採取補益肝腎的方法，用六味地黃東加減。對於濕熱型病人，採取清熱去濕的方法，用三仁東加減。這些對於產後媽媽骨盆復原和改善局部氣血循環，以及消除炎症，都具有不錯的作用。當然，這些需要辨症治療，不能自己想當然，必須找專業的醫生看過。

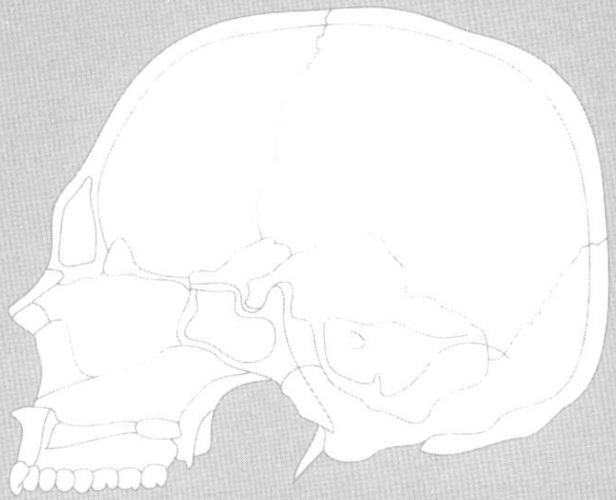

第5章

拍拍腰和腿，給自己一個健康的明天

——腰腿疾病的治療與預防

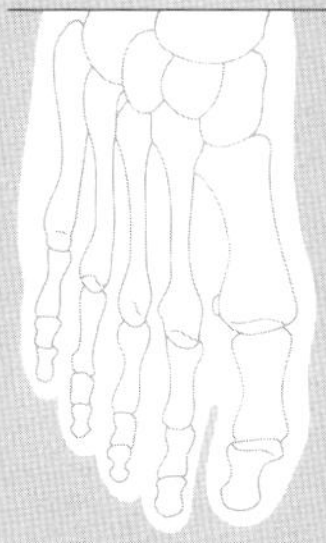

大病之後，我透過鍛鍊，恢復得很好。病後第二年，國外請我去講學，第一次是一九九七年，去日本。羅維生在日本讀博士，並擔任醫學院的副院長。他對我說，你過來看病，順便講講課吧。我當時坐飛機有點難受，畢竟才罹患心肌梗塞不到半年。後來，又到新加坡兩次，雖然難受，但也頂住了。再後來到美國、俄羅斯，慢慢地走來走去，心臟功能就逐漸適應了。

我的兩個心肌梗塞病友先後去世了，只剩我一個。我武漢一個好朋友，見到我就開玩笑說：「喂，你還沒死啊！」我說：「你怎麼這麼缺德。咱倆還不一定誰先死呢！」現在十幾年過去了，一年差不多出國兩次，加在一起起碼二十次。在外面出事怎麼辦？一開始怕出問題，妻子跟著我一起去，後來妻子不跟我去了，我一個人也能出國。

可以說，是鍛鍊給了我第二次生命，讓我掙脫了病魔的手掌心。所以，平時的保健常識，大家都要懂得。我這裡有一個順口溜，裡面蘊含著保健養生知識：

胖是胖，不走樣。

瘦是瘦，體力夠。
高是高，不駝腰。
矮是矮，有風采。
老是老，精神好。
少是少，智商高。

不走樣是什麼意思呢？胖的人的腹圍不能大於臀圍。身材高的人會駝背，姚明就駝背，但不能駝腰，駝腰就麻煩了，走路時屁股要往上翹。風采包括你的神氣，也包括你的姿態。矮是矮，不偏歪就是風采。

還有一首保健歌，講的是如何自我保健。

經常抓抓頭，腦筋不發愁。
經常搓搓手，力氣身上走。
經常捶胸背，利心又利肺。

經常敲敲腿，利膽又利胃。

經常揉揉肚，消化有幫助。

經常按按腳，健康不顯老。

此外，還要重視脊柱的保健，我自己就常常做些飛燕、犀牛望月之類的運動。

腰和腿密不可分

不知道大家有沒有注意到，人們在說腰部不適的時候，往往也會提到腿，腰痠腿軟、腰腿麻木等，為什麼要將腰和腿相提並論呢？或者說，為什麼腰和腿的症狀常常一起發生呢？

從解剖學來看，腰部主要是由五塊腰椎骨所構成，它支撐我們身體三分之二的重量。雙腿通過骨盆與腰椎相連，其中坐骨神經起源於腰椎，穿過骨盆，下達大腿。腰和腿對於人體的關係，就像是一個輪軸，相互協調、配合，支撐著人體的直立和行走。

二〇〇九年的春節，我治療過一個女病人。她是一家銀行的員工，年前那段時間，銀行系統非常忙碌，她像是個陀螺般地給排隊的客戶辦理各種業務，每次都是幾個小時。下班後，儘管累得身心疲憊，但她還是堅持參加單位搬運物品、物資的臨時協助勞動。在搬運中，她不慎扭傷了腰部，就是我們通常說的閃腰，頓時疼痛難忍。

不慎閃腰的原因，是腰部的肌肉、韌帶、筋膜等軟組織突然受到牽拉，超過其彈性限度所致的急性損傷。然而，這位女士閃腰疼痛，為什麼會連累到腿部及關節的痠痛呢？

這是因為腰部和腿部疼痛均屬於坐骨神經痛的一種症狀，包括腰、臂、腿痛三種症狀的綜合性範疇。腰骶部是全身負重和運動的樞紐，很容易受到急性與慢性損傷，出現椎體、關節突、韌帶、肌肉等組織繼發性病變。

人體腰部損傷的痛症類型是指腰部軟組織急性損傷，包括急性腰肌損傷，棘上、棘間韌帶損傷及後關節滑膜嵌頓，或腰部慢性勞損等病變，這些病理因素透過脊神經後枝或「腦膜返枝」引起下腰疼痛。

此外，從下腰部的局部解剖來看，關節面不對稱、腰椎骶椎化、骶椎隱性裂、游離態等都是引起腰腿疼痛的潛在發病因素。腰部痠痛，不僅連累手臂、腿部痠痛，有時候還會引起上面的頭暈，下面的腰膝痠軟等。腰、臂、腿的神經系統緊密相連，但這三種症狀中，由於手臂的疼痛遠不如腰和腿那麼明顯，因此，人們習慣稱「腰腿疼痛」。

腰腿疼痛的相互影響，就像一棵樹的分杈處受到損傷，其根部受到損害後，樹上的枝葉也會枯乾。有的腰腿疼痛患者很難在短時間內將該病根除，即使暫時治癒，復發率也比較高。大多數的老年人，百分之七、八十都會有腰腿痠痛的症狀，其實，這些都是跟骨盆有關係的。人到了四、五十歲左右，就要開始注意預防，這裡有兩個比較有效的鍛鍊方法，一個是平衡練功，即練功時注意力量平衡，不要只練習一邊；另一個是淡氧運動，淡氧運動的原則就是不難受，鍛鍊起來很舒服，如果練到氣喘吁吁、心跳劇烈加重，那就是耗氧，耗氧對身體很不利，因此鍛鍊時一耗氧，就要立刻停止。

中國有句古話叫做：「流水不腐，戶樞不蠹」，意思是說流動的水不會腐臭，常常轉動的門軸不會被蟲蛀蝕，比喻經常運動的事物不易受到侵蝕，可以保持很久不變壞。腰腿其實也像門軸一樣，要經常轉動才能靈活自由，不受疾病疼痛的侵擾。

在這裡，我介紹一種簡易鍛鍊腰腿部的方法——強腎健身操，但有腰椎間盤突出或腰椎滑脫者禁用此法：

1.前屈後伸。兩腿分開，與肩同寬，雙手扠腰，然後做腰部前屈和後伸各六至十二次。動作幅度量力而行（圖17、圖18）。

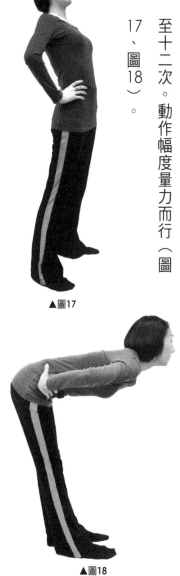

▲圖17

▲圖18

2. 轉腰迴旋。兩腿分開，雙手扠腰，調勻呼吸。以腰為中軸，先按順時針方向旋轉，再按逆時針方向旋轉，速度由慢變快，幅度由小到大，如此反覆各做八至十六次（圖19、圖20）。

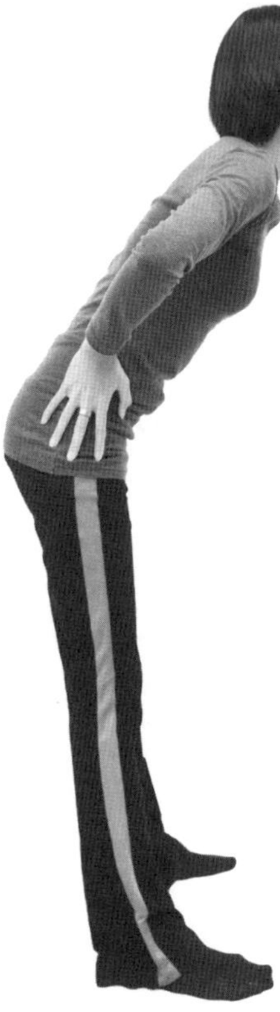

▲圖19

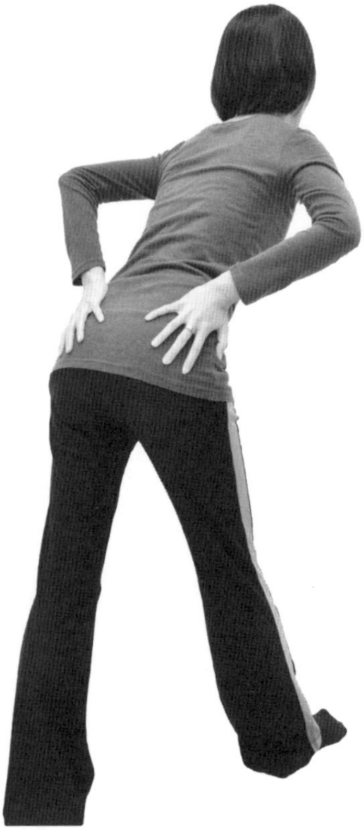

▲圖20

3.交替叩擊。兩腿微彎曲，兩臂自然下垂，雙手半握拳。先向左轉腰，再向右轉腰。兩臂隨腰部的左右轉動而前後自然擺動。此時，借擺動之力，雙手一前一後，交替叩擊腰背部和小腹，如此連續做二十次，用力不要太大（圖21、圖22）。

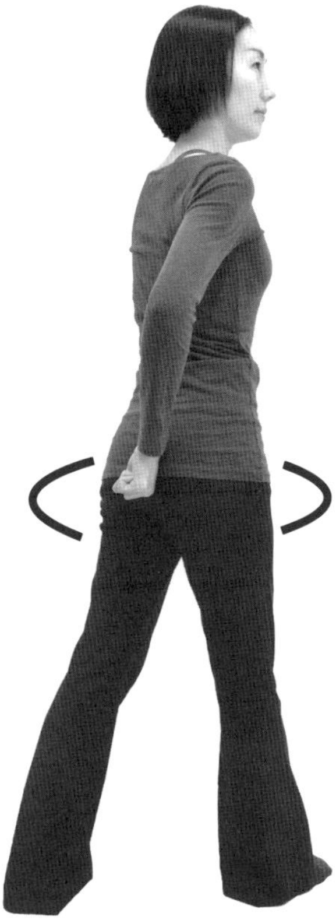

▲圖21

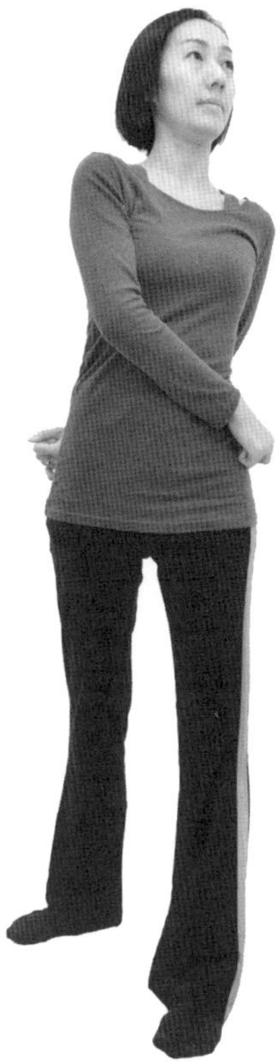

▲圖22

4.雙手攀足。兩腿分開，兩臂上舉，身體隨之後仰，盡量達到最大的幅度。稍停後，身體前屈，雙手往下，盡力觸及雙腳，再稍停，恢復原來體位，連續做十至十五次。老年人或高血壓患者，彎腰時動作要慢些，彎曲動作量力而行（圖23、圖24）。

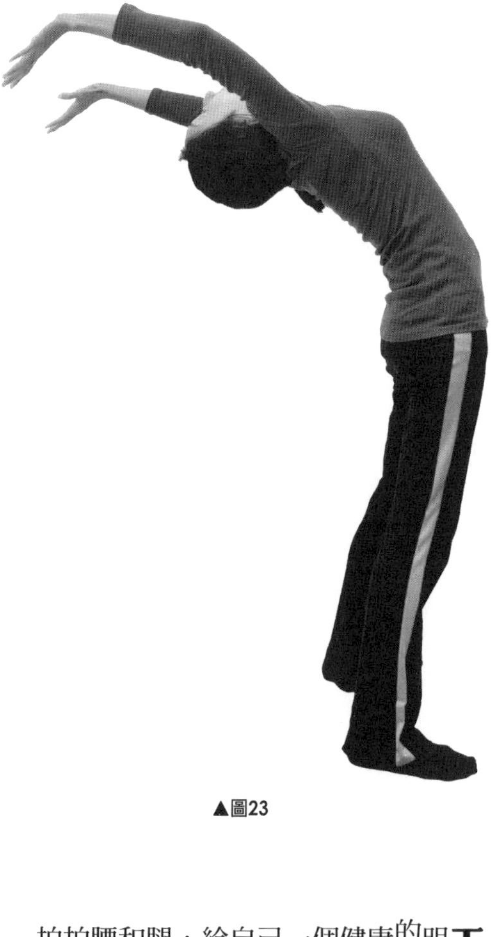
▲圖23

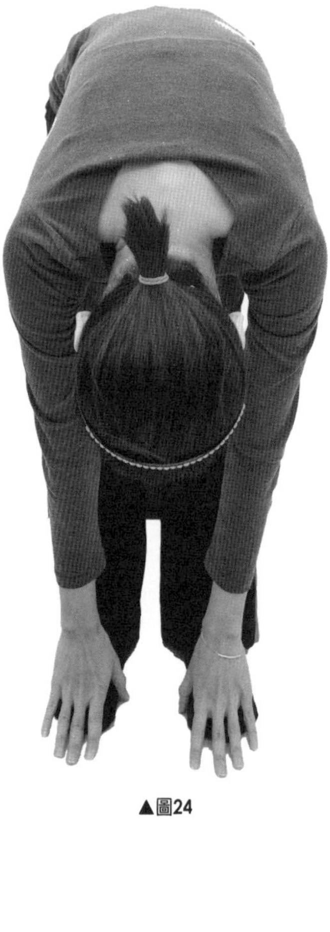
▲圖24

5.練拱橋式。仰臥於床上，雙腿屈曲，以雙腳、雙肘和後頭部為支點，共五點支撐，用力將臀部抬高，似拱橋狀。接著，將雙臂放於胸前，僅以雙足和後頭部為支點，即三點支撐進行鍛鍊，每次可做十二至十八次（圖25、圖26）。

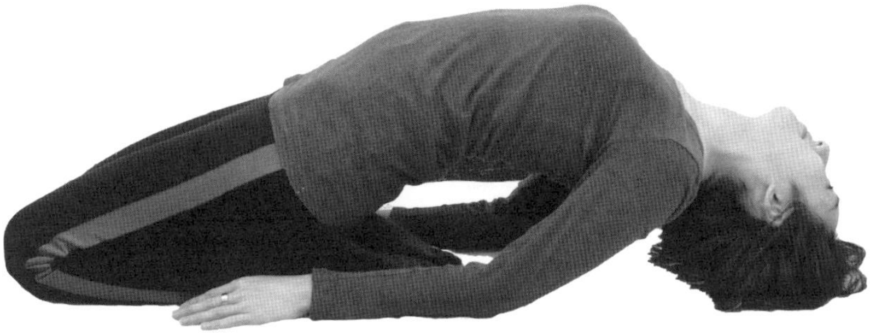
▲圖25

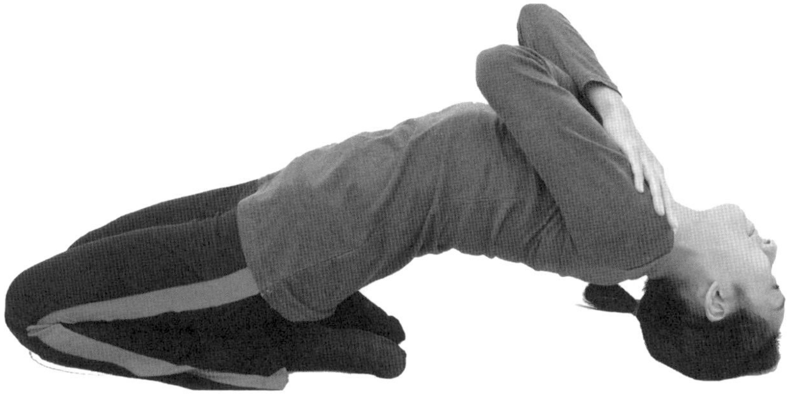
▲圖26

補腎先養腰

中醫有「腰為腎之府」之說，如果人體出現正氣不足、兩腎氣虛，或者腰椎、尾椎間經氣不通暢，就會發生腰痠腿軟、腰腿疼痛麻木等症狀。

無論是現代醫學，還是中醫理論，在人體臟器中都給予了腎很高的地位，認為腎是人體健康之重地，養生就必須先養腎。但是腎臟為什麼這麼重要？它位於何處？靠什麼來滋養？為什麼補腎要先養腰？這些問題就不是每個人都能清晰明瞭的了。

首先，我們還是來看看腎臟在人體的解剖位置。腎位於脊柱兩側，緊貼腹後壁，居腹膜後方。左腎上端和第十一節胸椎下緣平行，下端和第二節腰椎下緣平行。右腎則比左腎低一點兒。左右兩側的第十二節肋骨，分別斜著穿過左腎後面中部和右腎後面上部。臨床上常將豎脊肌外側緣與第十二節肋骨之間的部位稱為腎區，當腎有病變時，觸壓或叩擊該區，常會有壓痛或震痛。

這是西醫的腎。而中醫認為「腰為腎之府」，腰不好就等同於腎不好，如果腎虛、腎氣不足，就會有腰痠等症狀。中醫的腎是一個比較大的功能群體，包括西醫的內分泌、泌尿、生殖系統，甚至還有一部分血管神經系統的功能，因此它的生理作用相當廣泛，可謂牽一髮而動全身。

腰部脊柱兩側是腎臟賴以生存的空間，只有腰部脊柱挺直、健康而有力，才能為腎臟充滿活力打下堅實的基礎。因此，補腎必須要先養腰。最好的護腰健腎方法莫過於手法推拿。主要方法如下：

1. 兩手掌對搓至手心發熱後，分別放在腰部兩側，上下按摩腰部，直到有熱感為止。早晚各一次，每次十分鐘左右。
2. 兩手握拳，手臂往後，用兩手拇指關節的突出部位，自然按摩腰眼，向內做環形旋轉按摩，逐漸用力，以出現酸脹感為好，持續按摩十分鐘左右，早、中、晚各一次。
3. 按摩腳心。腳心的湧泉穴是濁氣下降的地方，經常按摩湧泉穴，可益精補腎，防止早衰，舒肝明目，清喉定心，促進睡眠，增進食慾，強身健體。

與手法推拿相配合，還有一個做起來很簡單，效果又很出色的方法——泡藥酒。我家裡每年都會泡一種酒，叫胡志明養生酒。方子是民間的，很神秘，說是胡志明發明的，至於到底是不是，誰也不知道。

原料：熟地、山茱萸、老松節（十年以上）、老桑枝（三年以上）、豆豉薑、鹿筋、路路通、千斤拔、黃芪等。

炮製的時候，每種原料各等量。比如說，八種原料各是五十公克，一共四百公克，那酒要放三到五斤。酒必須是米酒，要四十度以上，不超過五十度的，用量要比藥多上一倍。米酒不難買，市場裡就可以買得到。這個酒一天喝兩次，一次一湯匙或者兩湯匙，冬天服用。

這個酒最大的好處是原料都是草木類的，沒有動物類的。草木類對身體沒有壞處，像什麼蛇、蛤蚧、海龍、海馬那些東西，副作用太多。而這個胡志明養生酒的滋養作用特別好。老松節，就是農村的松樹，找十年以上樹齡的，越是老樹越有效果；老桑枝，就是養蠶的桑枝，農村有不少三年以上樹齡的。用樹枝、桑枝疏通關節，直通關節，入經，以經補經，增強抵抗力。這種酒，年輕人都能喝，不論男女，但是小孩不適用。

此外，還要常做強腎健身操（詳見上一節）。透過強腎健身操的鍛鍊，就能達到活動腰膝、益腎強腰和增強免疫力的目的。

在日常生活中，還必須注意一些小習慣。比如多喝水，預防和減少罹患腎結石的可能性；性生活要適度，不勉強、不放縱；注意勞逸結合，無力疲乏時多吃含鐵、蛋白質的食物，如木耳、大棗、烏雞等；平日護腎要適量地吃板栗、海參、人參、韭菜等。

維持體型從腰部開始

「櫻桃樊素口，楊柳小蠻腰。」這是一句對美女，特別是年輕漂亮小姐的形容，同時，也許是對美女的一種評判標準。可見，纖纖細腰對於女性玲瓏有致的身材是必不可少的，它的魔力就像男性略帶磁性的噪音一樣，似乎有些渺遠、飄忽不定，卻往往是最能打動人心的部分。所以，自古就有「楚王好細腰，宮中多餓死」的典故。然而，也想擁有纖纖動人細腰的朋友，你是否想過，維持體型可以從腰部開始，而不是用殘忍的節食甚或饑餓的代價，來獲取一個滿意的身材？

從解剖學來看，骨骼是我們人體的支撐系統，人體的肌肉、脂肪都是依附在骨骼上的，因此，如果骨骼的位置長不好，肌肉就會長在不該長的地方。而骨盆長歪了，除了會造成姿勢不雅外，還會影響內臟器官的功能發揮，導致新陳代謝障礙，最終成為身體肥胖的罪魁禍首。因此，我建議那些想要美好體型的女孩子，想瘦腰，一定要先正骨盆，並從腰部開始！

那麼，護理腰部有哪些方法呢？我最推薦的是強腎健身操這種自我保健方式，因為它是最天然、最健康、最實惠的腰部護理方法。根據中醫的原理，在腰部做推拿按摩，就可以達到舒筋活絡、促進氣血循環的好處。

最後，特別值得一提的是，支撐骨盆的腰肌和臀肌，對小腹和腰部減肥也都有效果。因為如果腰肌和臀肌衰弱的話，骨盆就會前傾或後傾，內臟不能全部收納在骨盆內，它們就會向前頂出，出現啤酒肚或小肚腩，所以只要骨盆位置端正，小腹自然就會內縮，腰也會變得更加纖細。

俗話說：「台上一分鐘，台下十年功。」那些體操運動員、雜技演員、舞蹈演員們，不僅技藝精湛，他們標致的身材也讓人羨慕不已。雖然很多人不可能當運動員和演員，但是向他們學習，維持良好的體型，也都是從腰部鍛鍊開始的。

多做強腎健身操，保護好腰部，什麼時候開始都不晚。

腰椎間盤突出症的非手術療法

所謂腰椎間盤突出症，就是位於椎體之間的纖維軟組織髓核偏離了它本來的生理位置，擠壓了其他的神經、血管所造成的症狀。在中醫裡面，腰椎間盤突出通常被分到腰痛或者腰腿痛的範疇裡。中醫認為，它主要的發病機理在於肝腎虧虛，致使筋骨失養而發生骨關節疾病。

人到了一定的年紀，身體各項功能都會減退，肝腎精血不足，不能充分地提供筋骨所需的養分，筋骨得不到濡養，卻依然要承擔那麼多的活動，就像一架缺油的機器一樣，長時間的磨損必然會損壞它的零件，這就是為什麼椎間盤突出偏好上了年紀的老人。但是在現實生活中，也有很多年紀輕輕的小姐、小伙子，他們也得了腰椎間盤突出，這又是為什麼呢？難道也是肝腎虧虛嗎？

筋骨疾病的誘因不外乎這幾種：外傷、勞損、感受風寒濕邪、鄰近組織炎症等。年輕人得到腰椎間盤突出症的，歸納起來，就是六個因素：

1. **坐得太久**。坐姿使腰椎承載最大的負荷，特別是人體前傾的姿態，使得腰椎間盤內的壓力過大。腰椎受壓，會引發腰部疾病，如整體下沉縮短，身體的中軸線跟著往後移，使腰椎間盤向後突出。

2. **過度疲勞**。人們在日常生活與工作中，腰椎大多處於屈曲狀態，滿負荷或超負荷地勞動，會增加腰椎屈曲的時間，這種反覆無休止的屈曲，是造成椎間盤病變最常見的原因。

3. **受振動頻率的影響，加速腰椎的退化性病變**。如司機、機械工、紡織工、建築工等特殊行業從業人員，他們長期在雜訊和振動頻率之中工作，就容易使腰椎不斷地被壓縮、拉伸，與此同時，周圍組織肌肉也跟著受累，直接影響腰椎間盤的新陳代謝速度，從而加劇了腰椎間盤的損害。

4. **腰部受寒**。物體受熱會膨脹，遇冷會收縮，根據熱脹冷縮的原理，天氣暖熱時，人體氣血流通順暢，氣候變冷時，為了抵禦低溫寒潮，腰部肌肉便會收緊，血管也隨之收縮，這直接影響到血液循環，從而導致腰部椎間盤缺少營養和能量，使之內壓升高，造成腰部病痛。

5. **用力過度或過猛，造成閃腰**。閃腰之後，又給腰椎間盤突出症造成可乘之機。

6. **減肥過度**。女士們以節食為代價，在減掉身上多餘脂肪的同時，也減掉了身體的能量，造成腰部力量減弱，給骨骼帶來了極大的傷害。營養失衡，還會導致骨質疏鬆症。由此，為腰椎間盤突出症的形成創造了有利的機會。因而補鈣必須和鍛鍊身體並行，且保持長期不懈，才能增強肌體抗病力，達到鞏固腰部健壯有力的目的。

這種種亞健康狀態，就是中醫所謂的正氣不足，外界的邪氣就容易侵犯到體內，影響氣血運行，筋骨得不到營養滋潤，也會導致椎間盤突出。

腰椎間盤突出不僅成為困擾現代人健康最常見的慢性病，同時也是中醫養生保健市場上最熱門的項目。形形色色的診療法讓人眼花繚亂，難辨真偽，往往令患者感到無所適從。怎樣才能從根本上治療腰椎間盤突出呢？我的看法是，腰椎間盤突出的康復在養不在治，比較科學的說法是，腰椎間盤突出是一種慢性病，它不像其他感冒、拉肚子之類的小毛病一樣，透過幾次用藥就能治癒，必須根據慢性病的慢性規律，透過「慢養慢療」的方法來處理。

如果得了腰椎間盤突出，醫生一定會給你「要睡硬板床，盡量臥床休息」等治療建議，傳統的治療方法包括手術、藥物、牽引等最為常用。在腰椎間盤突出症候群的急性期，上醫院接受這些治療是必需的，但是因為其慢性病的特徵，在恢復期，做脊椎理療才是最合理的選擇，因為手術、服藥、牽引等一系列治療，必須在專業醫師的專業指導下才能進行。

脊柱理療是根據自然療法的原則，在中醫理論的指導下，以脊柱為中心，使用手法、拔罐等非手術療法的方法，以達到治療腰椎間盤突出的效果。具體的方法如下：

1. 按揉命門穴（圖27）
2. 按揉腎俞穴（圖27）
3. 按揉腰陽關穴（圖27）
4. 捶打腰陽關穴
5. 推按腰背肌
6. 橫摩腰骶部
7. 反覆叩打腰骶部

這一整套手法推拿都需要家人來幫忙，比如說，按揉腎俞穴時，就需要家人用雙手大拇

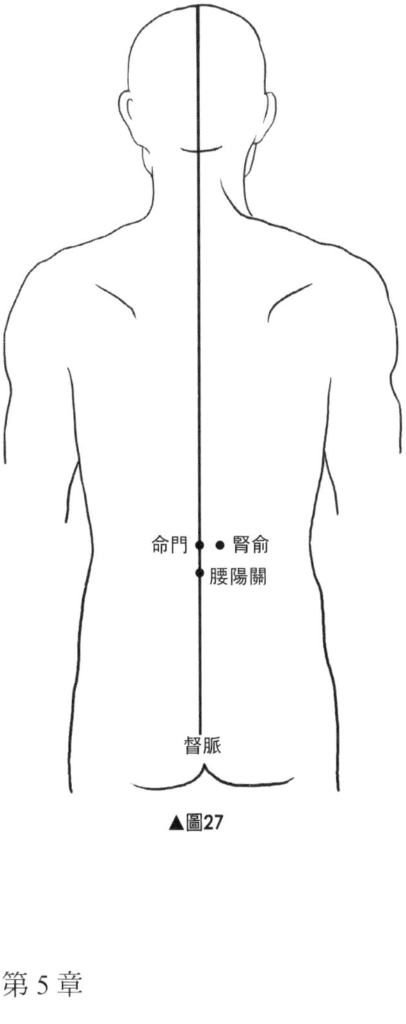

▲圖27

指同時點按雙側穴位，只有這樣，效果才會明顯。

據我的臨床觀察，腰椎間盤突出症只要發現及時，椎間盤髓核飽滿、彈性充足，纖維環完整，椎間隙正常，肌肉韌帶及後關節尚未退變，就能使用整套手法推拿來緩解，成功率極高。

比如，我遇到一個五十多歲的女患者。她是腰椎間盤突出而壓迫脊髓，導致走路不順。她走起路來像踩在棉花上一樣左右搖晃，時常一隻手敲打到另一隻手，算是很嚴重了。她之前看過的醫生要她開刀，但她不想開刀。

她來找我，我給她診斷了一下，發現是腰椎間盤突出，壓迫到脊髓，幸好壓得並不是很多。這種情況不開刀，還是有治癒的可能的。我跟她說了我的治療方案，那就是雙管齊下，一邊吃中藥，一邊做手法治療。因為不用做手術，所以她輕鬆地答應了。在我的治療下，一個半月，她病就好了，走起路來也順多了。

本來這件事到此就圓滿結束了，但偏偏還有下文。這個病人很熱情，非要為我做點什麼，以表示對我發自內心的感激。對她而言，病痛纏身，束手無策，而我一下子就把她解救了出來，無論如何，我是她的大救星。但對我而言，治病救人是醫生的天職，治好了病人，病人高興，我也高興，僅此而已。結果，為了感謝我，她拿兩萬元人民幣送到辦公室。治療費她已經足額繳納了，再收兩萬元怎麼也說不過去。我對她說，我不能收她的錢。但是她就是不聽，好像認為我覺得她不過是說說而已，心不誠，所以硬是要我收下。萬般無奈之下，我答應收下，並說明讓醫學院開發票給她，同時將這兩萬元算進科研經費裡，算是贊助我的科研項目。

腰椎與男性性功能障礙

擁有相同的興趣愛好，無疑是一對男女能夠走在一起，並決定最終相守一生的重要前提，但是，結成連理以後，相依相守就成了夫妻之間最主要的問題，聰明的你，有沒有想過「性趣」同興趣一樣，是夫妻之間和諧相處的最重要法則之一呢？

決定「性趣」的因素有很多，腰椎問題所引起的性功能障礙，無疑是一個容易被大多數人忽略的因素。很多人會覺得很不可思議——「我的腰椎和我的性功能之間有什麼聯繫？」先不要著急，聽我講一個小故事。

有個人四十多歲，喜歡釣魚，一釣就是五、六天，每天七、八個鐘頭，而且他也不坐，就蹲著釣。他老婆不是很高興，為什麼呢？不光是他長期不在家，而是因為他失去了性功能，再加上釣魚釣到腰痛，他老婆就懷疑他有外遇。

他來看病的時候很苦惱，一上來就問我，你是韋醫生嗎？我說我是。他說，我這個病，下面痿，你姓韋，真碰巧。我給他檢查了一下，發現他不僅有陽痿，還有椎間盤突出的毛病。他還很能自嘲，說這叫不該突的突出來了，該突的反而不突出來。後來我問他做什麼工作，說來說去，說起了他的愛好——釣魚。問題就出在這裡，蹲著釣魚，短時間內沒問題，但長時間蹲著，壓迫陰部神經，可就對性能力造成影響了，而且不正確的姿勢還導致腰椎間盤突出。這個毛病也好治，兩個月不釣魚，再配合我的推拿，包準好！

他回去以後，真不釣魚了，堅持了一個多月，就來信說陽痿好了，腰痛也好了，老婆也沒有意見了。

這是一個四十多歲男性的例子，雖然是個案，但這種事絕不罕見。接下來，我再慢慢分析腰椎和性功能之間到底有什麼必然的聯繫。

在上一章中，大家已經從骨盆滋養性器官的角度，瞭解到骨盆對於「性福」的重要性，殊不知傳遞「性福」的神經通道卻在腰椎上，腰椎如果出現退行性病變，會壓迫相關神經，影響「性福」指數。很多人沒有意識到這一點，「性趣」上出現問題時不斷地從生活、從精神、從對方等方面找原因，最後弄到出現感情危機，破壞了家庭幸福。

另外，與腰椎相連的尾骶部是組成骨盆的重要部分，骨盆裡藏有人體很重要的生殖器官，骶神經所在的部位是腰椎間盤突出的常見部位，而且前後沒有其他神經作為緩衝，一旦腰椎間盤突出，擠壓骶神經，就會導致馬尾神經受損。再加上腰椎間盤突出患者多伴有腰椎管狹窄的情況，在腰椎管狹窄時，馬尾神經的活動空間本來就已經比較小，更可能加重骶神經的擠壓，長此以往，馬尾神經被損害，最終造成性功能障礙。

腰椎、骨盆和骶骨等部位，既是男子性器官的福地，又對男子性功能活力起著重要的作用。陰莖勃起中樞在第二至四節段骶髓，是副交感神經中樞，其節前纖維自脊髓側角發出，與骶神經的前根一起離開脊髓，組成盆神經叢，從而使陰莖的動脈擴張。由於動脈擴張，血液更多地流入陰莖的海綿組織，靜脈血流阻塞，導致陰莖靜脈充滿血液，海綿組織腫脹，陰莖勃起。

對於腰部與性功能方面的預防與調理，需要注意以下幾點：

1. 防止腰骶部受傷。一旦有外傷，應及時治療，避免留下病根，引發陽痿等病狀。
2. 多多進行腰部的功能鍛鍊，避免腰椎長期地被迫移位。
3. 曾有性功能障礙的男子，首先要解除心理壓力，建立信心，進一步增強夫妻之間的感情交流，並克服過度疲勞或心理因素引起的性慾缺乏。
4. 加強腰部的保健按摩，如睡前和晨起，均可用兩隻手掌上下搓兩側腰眼，以透熱為度。
5. 如果是腰椎損傷患者，在治療期間和初癒之時，應避免從事重體力勞動或參加劇烈運動，以免舊傷復發。

6.男性不宜久坐軟沙發，以免對睪丸不利。人的坐姿，是以坐骨的兩個股頭結節為支撐點，陰囊輕鬆地懸掛在兩隻大腿之間。而坐在柔軟舒適的沙發上時，原來的支撐點下沉，整個臀部陷入沙發中，沙發的填充物就會包圍、壓迫陰囊。當陰囊受到壓迫時，靜脈回流不暢，睪丸附近的血管受阻，瘀血加重時會導致睪丸靜脈曲張，出現睪丸下墜沉重、下腹部鈍痛等症狀。所以，看電視時不能一坐就是幾個小時，絲毫不挪動，更不能久坐在柔軟舒適的沙發上，這都會影響或損害男性性功能和產生精子的動力。

總之，夫妻不僅感情牢，還要加上腰部好，工作才會做出成績，生活性愛也才會品質高。

腰痠背痛不是準媽媽的必經之痛

母親是這個世界上最偉大的人，無疑地，能夠榮升為一個準媽媽，也是一件令全家歡欣鼓舞的事。然而，伴隨著欣喜而來的，往往還有準媽媽的一些身體不適和痛苦，其中腰痠背痛就是一個困擾大多數準媽媽的身心問題。有研究調查指出，大約有百分之七十至八十的準媽媽在懷孕期間出現腰痠背痛的不適症狀，可是，我卻認為腰痠背痛不是準媽媽的必經之痛！

為什麼準媽媽們常常會感到腰痠背痛呢？這種情況正不正常？大多數的解釋是，準媽媽們的腰痠背痛是因為腹中胎兒日益長大，使得身體負重增大所致，就像身子前面頂了個幾十斤的大石頭一樣，腰痠背痛是在所難免的。

其實，真正讓準媽媽們感到腰痠背痛的原因不只是這點而已，懷孕期間，子宮形體的改變迫使骨盆前傾，腰椎也會隨之過度前凸，增加腰背部的負荷，因而引起腰痠背痛的症狀。隨著生產期的到來，孕婦的韌帶會變得更加柔軟、有彈性，背部則會更加凹陷，增加的重量、變化了的韌帶和體型，這些因素都會使準媽媽們感到腰痠背痛且難以忍受。

其實，只要做好科學的孕期保養，這樣的辛苦是可以大大減輕的。

首先，要記住，科學的預防一定比治療更為有效。平時，準媽媽們要多多留意自己的站姿、坐姿和睡姿，選擇合適的體位、保持正確的姿勢，對減輕身體負荷、預防腰痠背痛有很好的效果。比如，準媽媽們在側睡的時候，可以在兩腿間夾一個枕頭，肚子下面再墊一個枕頭，這都是很巧妙的預防和減緩腰痠背痛的法子。

其次，準媽媽們還應該持續做一些適當的運動，包括步行、游泳、慢跑等，都有助於緩解腰痠背痛。在這裡，介紹一種適合準媽媽們的腰背部運動保養方法：**當準媽媽們感到腰痠背痛時，可以平躺仰臥，雙腿彎曲，雙足平放，利用足部與肩部的力量輕輕地抬高臀部與背部，如此一上一下地反覆運動，每天堅持五、六次，就能減輕懷孕時的腰痠背痛。**

另外還有一個預防和治療準媽媽們腰痠背痛的靈丹妙藥，那就是準爸爸們的互動按摩。這不僅可以緩解準媽媽們身體上因腰痠背痛而帶來的不適痛苦，還能增加夫妻交流、增進夫妻感情，給予準媽媽們精神支持和安慰，提高她們的自信心和意志力，從心理上減輕腰痠背痛的不適感。

具體操作方法是：用手掌掌根或掌面按揉準媽媽腰背部的肌肉，動作要輕柔，並有一定的力度，在一個固定點上輕揉數十秒後向下移動，換另一個固定點，直到骶部為止（圖28）。

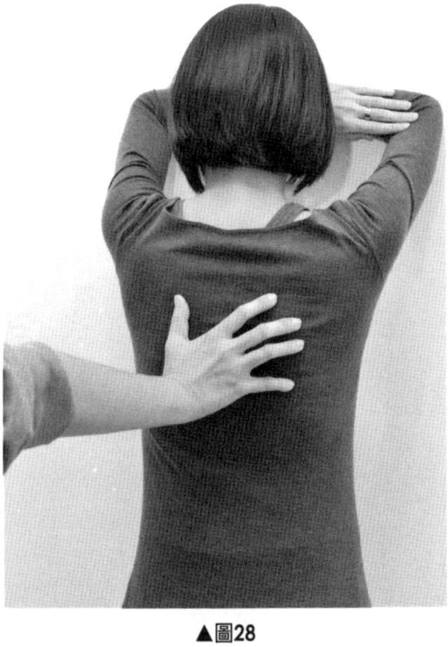

▲圖28

防勝於治的膝關節炎

天氣熱了很長一段時間，大家都非常盼望能夠下一場雨，尤其是以種植農作物為生的人們，每天都盯著天氣預報看。我家隔壁有位王老太太，今年六十多歲，預報天氣特別準，只要她說：「不用著急，用不了幾天就會下雨」，那不出兩天，肯定就能下一場雨。一開始，大家都很詫異和懷疑她的「消息靈通」，但這十多年來，她的資訊都比天氣預報還準！

王大媽是從哪裡得知「過幾天就會下雨」的資訊呢？原來，王大媽有膝關節炎，十多年來，每逢天氣驟變，她的兩條腿就會感覺僵硬、疼痛，都變成一個自動天氣預報員了。

膝關節炎是一種中老年人最常見的病症，醫學上一般認為是由於人體機能減退而導致的一種退行性骨關節病，發病年齡多在五十歲以上，但近年來，膝關節炎的發病有逐漸年輕化的趨勢，對現代人的身體健康造成了很嚴重的威脅。膝關節炎不僅令人感到下肢疼痛腫脹、麻木僵硬和活動不便，嚴重的甚至還會讓人致殘！

那麼，膝關節炎在前期有些什麼徵兆？怎樣才能夠早期發現，並做出前期的診治預防呢？

首先，這需要對膝關節炎的前期發病症狀有一些瞭解。如果你經常會在天氣發生變化或者上下樓梯時感覺到膝關節疼痛不適，或者走一小段路程就覺得膝關節疼痛、腫脹，雖然歇一會以後，情況會好轉，千萬不要疏忽大意，以為忍一忍就過去了，殊不知很多遷延不癒的慢性病就是在你這種不夠重視的「小毛病」中埋下病根的，所以一定要特別注意。除了平時注意膝關節部位的保暖養護外，一旦出現關節在早晨起床的時候僵硬、活動一會兒後便減輕的症狀，就必須上醫院做進一步的檢查和確診。

一般來說，醫院會根據你的病情，給你做抽血化驗和照X光檢查。如果真的確診是膝關節炎，請按照本書的建議做保養和鍛鍊，一定會收到事半功倍的效果。在膝關節炎的急性發作期，一定要臥床休息，並結合相關的藥物治療，為了避免活動加重症狀，有必要用夾板固定雙側膝關節，在病情得到控制以後，就需要加強日常生活中的護理保養了。

中醫將膝關節炎歸類為「痺症」的範疇，認為風、寒、濕三邪是引起膝關節炎的罪魁禍首。現在的女孩子們因為愛美，喜歡穿露膝短裙和短褲，這必然給了風寒濕可乘之機，這也是膝關節炎逐漸年輕化的原因之一。所以，大家一定要注重對膝關節的保暖，不要讓它遭受風寒濕的侵襲。

另外，由於膝關節炎是一種退行性骨關節病，所以，平時還得注重和加強功能鍛鍊。剛開始，可以先從肌肉的功能鍛鍊做起。具體方法是：取坐位或者仰臥位，將膝關節伸直，腳尖盡量用力向前拉伸，堅持數次，以大腿肌肉有痠脹感為宜。稍後，再有意識地做膝關節的運動鍛鍊，如抬腿活動膝關節、靠牆半蹲、不負重下肢關節主動屈伸等練習。這些運動再配合有效的穴位按摩——足三里穴、陽陵泉穴、血海穴，長期堅持，一定會收到意想不到的療效。

膝關節炎是一種長期的慢性病，藥物、針劑、手術治療只能治標不治本，它像其他慢性疾病一樣，要以預防為主、養治結合，持續長期鍛鍊、養護，才能從根本上得到恢復並痊癒。

運動專家們公認的健腿方法

1. **壓腿法**。壓住腳尖，小腿用力向上蹺起，使整個人提高。此動作可練三十次左右，能達到有點兒痠痛的程度，效果更好。此方法有利於拉伸腿部肌肉，達到活絡筋骨、強身健體的功效。

2. **甩腿法**。一手扶牆，先甩動小腿，將腳尖向前、向上翹起，接著向後甩動，然後將腳尖用力向後，保持腳面繃直，兩腳輪換，交替三分鐘。此方法可達到促進全身血液循環的作用，對人體健康有益。

3. **扳腳趾法**。身體呈仰臥位，腳向上伸直，與身體呈九十度角，用一條長毛巾跨過腳部，兩手伸直，腳尖蹺高。兩手用力將毛巾壓下，腳掌也同時壓下，保持手與腳都伸直的狀態。此動作重複練三十次，其目的是拉伸腿部肌肉，達到活絡筋骨、強身健體的功效。

4. **架高雙腿法**。平躺在床上，將雙腿抬高，放在高過心臟位置的床頭或椅背上，每天三次，每次十分鐘。這個方法很簡單，但是可以達到加速血液回流、減輕靜脈內壓的雙重作用，還可以改善人體各組織器官供氧的狀況。

別對小腿上的「小青蛇」視而不見

小腿上不知從什麼時候開始，悄悄地纏上了幾條若隱若現的「小青蛇」，它們蜿蜒曲折，攀附在小腿上，對於愛美的女性來說，是一個十分討厭的東西，誰都想除之而後快。但對於不注重美觀的男士來說，往往對此視而不見。

其實，小腿上的「小青蛇」不僅影響美觀，它還是對身體健康提出的一個警告，千萬不能馬虎大意。在醫學上，「小青蛇」的學名是下肢靜脈曲張，它是靜脈血不能夠向心回流所造成的。

正常情況下，下肢靜脈血要克服地心引力不斷地向心回流，而靜脈壁上的靜脈瓣膜可以阻止靜脈血向下倒流，維持人體的正常功能。可是，當靜脈瓣膜出現問題或者因為人體長期站立、負重等原因，使得雙腿下肢靜脈血向心回流不暢，瘀積在下肢靜脈血管時，在重力壓迫的情況下，靜脈就會曲張，使小腿上青筋暴起，形成一條條駭人眼目的「小青蛇」。

除了暴現的青筋外，靜脈曲張還會令小腿顏色變深和抽筋疼痛，嚴重的會讓皮膚表面發炎、潰爛、出血、足部水腫，並且隨著病程的進展，有的病人還會形成嚴重的靜脈血栓，當血栓隨血液循環流至肺部時，則可能會引發致死性的肺栓塞。所以，千萬不要對小腿上的「小青蛇」視而不見！

那麼，靜脈曲張容易發生在哪些人身上呢？長期站立和經常有重度體力勞動的人是首當其衝的易發族群，如空姐、售貨員、搬運工等，還有那些體重超標、長期服用避孕藥或女性激素、服用收縮血管的藥物如麻黃素，以及有家族遺傳病史等的族群。

對於下肢靜脈曲張，西醫的做法就是「抽筋剝皮」，在腿上做一個切口，將有問題的靜脈割斷抽離，但手術很可能會留下疤痕，對於愛美的女性來說是不易接受的。而且以手術治療靜脈曲張雖然方便快捷，但存在一定的安全隱患和風險。最重要的是，它不能從根本上改善靜脈曲張形成的原因，即便是做了手術，病根不除，靜脈曲張同樣還是會再次光臨。因此，我建議大家試試老祖宗治療靜脈曲張的方法。

中醫認為，一個人的先天稟賦不足、經脈薄弱，如果再加上久行久立、過度勞累，就會進一步損傷經脈，以致經脈不合，氣血運行不暢，血壅於下，瘀血阻滯，脈絡擴張充盈，日久交錯盤曲，便會形成靜脈曲張。還有就是遠行、勞累之後，涉水淋雨、遭受寒濕，寒凝血脈，瘀滯經脈絡道，導致疾病。治療上，要特別從以下幾點著手：

1. 避免長時間站立或穿緊身衣物、鞋襪。
2. 每天將雙腳翹起二至三次，與心臟齊平或高於心臟，加強腿部血液循環，使下肢血液流回心肺的速度加快，得到充分循環。
3. 做小腿部的推拿按摩。用雙手手掌緊夾一側小腿肚，邊轉動邊搓揉，每側二十次左右，然後用同樣的方法揉另一條腿。
4. 每天用熱水泡腳，特別是用薑水或辣椒水泡腳，可加強腿部血液循環，預防和治療靜脈曲張。
5. 控制體重標準，平常多散步，舒展筋骨。

為「第二心臟」添活力

常言道，千里之行，始於足下。人的雙腳不僅支撐著全身的壓力，而且隨時配合其他肢體共同完成人體最高司令部——大腦所下達的各項任務。縱然你懷有凌雲壯志，也必須依靠一雙腳板，一步一腳印地走出廣闊天地，才能建功立業，將理想變為現實。

然而，腳是離心臟最遠的器官，又是身體循環的返折處，加上承受全身重壓，除了躺下休息的時間外，腳板皆是處於受壓迫的狀態，成了血液循環最差、溫度最低的人體器官。中國醫學有「百病從寒起，寒從腳下生」之說。如果冷天不注意對雙腳進行「防寒保暖」的話，腳板往往容易出現發麻、凍瘡或乾裂等病變。

腳是人體經絡循環與腧穴分佈最為集中的部位之一。確切地說，人體十二條經脈中有六條經通過足部，這些經絡都是運行氣血、聯絡臟腑、溝通表裡、貫穿上下的通路。足部的穴位有六十多個，約佔全身穴位的十分之一。《黃帝內經》中有對足部經絡和穴位的詳細介紹，刺激這些穴位，其經絡循行線傳導到全身，可以發揮疏通經絡的健身作用，正如醫道中「上病取下，百病治足」的說法。

由於人的心、肺、肝、脾、胃、腸等臟器都在足底有特定的反射區，因此，保持雙腳溫暖、經常進行足部按摩，就可以使腳踝柔軟、富於彈性，從而使回流心臟的靜脈血液順暢地流過腳踝。否則，血液瘀滯在腳踝附近，會導致心臟的負擔加重。經常活動腳踝並做足部按摩，可以達到以下幾方面的功效：

第一，腳板有多條經絡經過，同時，奇經八脈中也有數條從足部起行。因此，經常活動腳踝、按摩足部的穴位，對疏通經絡、保障氣血運行、減輕或消除疾病有著重要的作用。

第二，活動腳踝、按摩足部，以達到「外治反射區，內調臟腑病」的功效。如有胃消化不好的症狀時，就會在足內側第一蹠骨小頭下見到膚色發黃，按之有脹痛感，且手下有沙粒狀的觸感。當你透過一段時間的按摩壓刮，沙粒狀代謝物消失，胃口自然就會變好起來，飲食也就跟著恢復正常。

第三，年紀一大，行走必然逐步遲緩，這是不可逆轉的自然法則。因為年老後的腿腳逐漸缺少血液的營養，有的人足部血枯肌萎，摸之僵硬，腳底肌內無彈性。透過長期運動鍛鍊和足部按摩，排出沉積代謝物，摩鬆肌肉、滑利關節，使氣血循環得到充分改善、筋骨得到充分濡養，就可以有效地緩解人老行路難的艱辛。

第四，活動腳踝、按摩足部，可以啟動內源性因子，增強人體的免疫抗病能力。

第五，足部按摩至腳底發熱，使全身暖和，可以改善睡眠，減少疾病上身，增強體質。

養護雙腳，保持「第二心臟」充滿活力的方法很多，其中有「以步代車走，活到九十九」之說。因為人走路時，腳部肌肉的緊繃與鬆弛能迫使靜脈血管擴張與收縮，使靜脈血管的流速增強，從而減輕心臟回收血液的負擔，使血液循環暢通無阻，將營養能量源源不斷地輸送到身體的各個器官，確保全身充滿活力，並達到延年益壽的目的。

當然，也有患者不宜多做運動，如患有腰肌勞損、骨質增生、腰椎間盤突出等疾病的人，就不宜靠跑步、跳高、跳遠等運動來增強體質健康。

「拍打足三里，勝吃老母雞。」這是民間流行的說法，有其道理。因為拍打足三里，能使手腳的血管擴張，增加血液循環。據相關專家介紹，用雙手以中等速度稍稍用力地拍打雙腿足三里穴各一百下，每天早晚各做一次，長期堅持，就可以達到防病、治病的目的。

此外，冬天多吃羊肉、薑、蔥、蒜、辣椒等溫性、熱性食物，配合適當的運動鍛鍊，如慢跑、散步，每晚用溫熱水泡腳，最好加用一些中藥，如雞血藤、鎖陽、制附子水煎成藥液泡腳，效果更佳。

最後，持續地做按摩推拿，搓耳朵、搓腰眼、按揉湧泉穴、搓揉腳趾等，便可以很好地養護「第二心臟」。

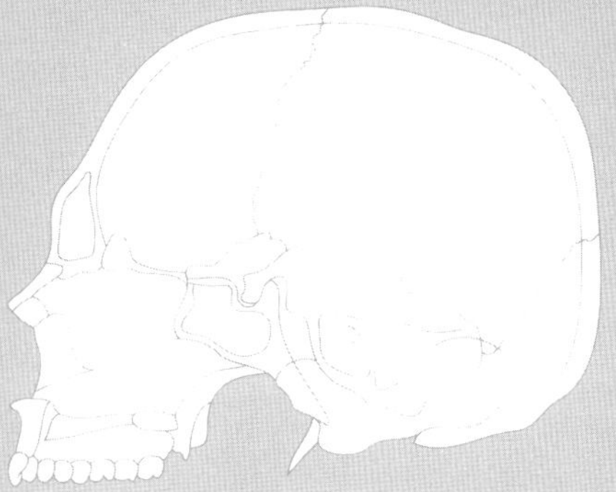

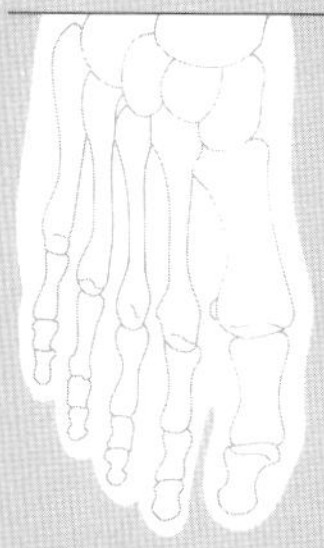

第6章 孩子的骨骼需要我們悉心呵護

我孫子六歲的時候，在體育課上不慎摔了一跤，傷了頭部，檢查結果是脊椎往前錯位。頸椎前錯位很難治，為了有好的效果，醫生建議住院治療，並提出兩種意見，一是打骨牽引，一是用布牽引。因為脊椎向前移位有三、四毫米，所以我選擇了牽引復位。

小孩做完牽引後，後腦壓得有點兒痛。護士不熟悉病理情況，就在他腦後墊上棉花，頭部又往前傾，結果第三天又錯位了。後來我就天天去看孫子，天天摸他的骨頭，對位我才放心。觀察了一個月，他最後完全康復了。

其實小孩子常常跑跑跳跳，特別是淘氣的孩子，各種狀況常會發生。家長一定要細心呵護孩子的骨骼，否則會影響他一生的健康。我這個當爺爺的，平時就會默默關注全家人的走路姿勢和身體狀況等。比如這一次，如果忽略小孩頭部往前傾、不穩定的症狀，可能他這一輩子就完了。有些人頭歪、頸歪，或者別人看著哪裡哪裡彆扭，其實都是少年時期造成的。

現在大多數的家長擔心孩子輸在起跑線上，對一些兒童的疾病特別悲觀。我想在觀念上提醒他們一下，孩子就像樹苗、小草，他的成長擁有大人難以想像的力量，不用去揠苗助長，也不用怕肥料不夠，最重要的是要把根扶正，生命會回報奇蹟給你的！

有一個兩歲左右的小女孩大腦發育不全，父母幾近絕望。我診斷後，認為是跟骨頭有關係。所以我開中藥給她調節腦神經的問題，同時也幫她按摩，促進她的功能康復。

孩子腰腿力量不足，家長要幫他按摩，休息不得。功能恢復主要靠鍛鍊，比如說讓小孩練踢牆壁，或者拿膠帶綁在床頭，讓小孩拉提。雖然大腦發育不全，不再發展了，靠主動鍛鍊也是能夠恢復的。另外，我還用中藥輔助：一個是開竅，一個是補腦、補腎。結果，這個小孩三個月後就可以站起來，半年後慢慢地學走，一年後就能正常走路了。

很多家長都認為，小孩得病以後要多多休息，這其實是片面的，某些疾病反而一定要針對病情指導他鍛鍊。鍛鍊不了的，家長幫助他鍛鍊，很多都能恢復。只要病灶穩定，都可以康復的，因為人體發育的生命力實在是太頑強了。

農作物被風颳倒了，它還會再站起來。很多的病，孩子是自己有能力康復的，要相信生命的力量，幫他扶一下，是可以完全恢復的。切記，如果孩子病了，父母的細心才是治癒病痛的關鍵因素。

分娩過程中傷及孩子的骨骼怎麼辦？

現在醫學科技發達，很多準媽媽因為害怕分娩的疼痛和風險，寧願選擇風險小、疼痛輕的剖腹產來迎接自己的小寶寶，殊不知剖腹產跟自然生產相比，其實自然生產更有利於寶寶的成長和發育。

我們都聽過「生命在於運動」吧？小寶寶從媽媽身體裡分娩出來的這一個過程，其實就是生命開始最初的一段路程，自然分娩要求媽媽和小寶寶一起「動起來」，兩者充分配合來完成這段路程。小寶寶透過自己的運動努力，能夠使肌肉骨骼得到最初的鍛鍊，就像吸入的第一口氧氣一樣，它會在寶寶今後的成長和發育道路上產生重要的作用和影響。而剖腹產的寶寶，骨骼肌肉在生命剛開始的時候得不到鍛鍊，可能會使他以後的身體偏軟弱，骨骼肌肉的力量沒有自然生產的寶寶強大。

自然生產雖然有利於寶寶骨骼肌肉的生長發育，但在分娩過程中有時會有意外，可能損傷寶寶，比如寶寶在出生時因為胎位不對、個頭太大等原因，容易發生鎖骨骨折、臂神經叢損傷等。嬰幼兒的骨骼較成人的更加柔軟、有彈性，不容易受傷，但容易變形等生理特點，除了因為產道、產力、胎兒自身發育情況等造成的分娩硬性損傷外，還要注意出生後可能會出現的諸如O型腿、X型腿、鉤狀指、膝囊腫等因為出生後發育中所出現的骨骼肌肉問題。

在孩子成長的最初階段，父母一定要細心觀察，越早發現這些問題，並及時糾正補救，對孩子的成長發育越好。

人們常常說：「不要讓孩子輸在起跑線上」，在人體健康方面，這句話同樣適用。如果一個新生命在他剛剛誕生的那時起，就注重筋骨肌肉的鍛鍊和護養，對於他先後天的體質和身體素質都會有很大的影響，尤其是身高，相關研究指出，一個人的身高是由其剛出生及嬰幼兒時期骨骼發育的優劣狀況來決定的，如果這段時期骨骼肌肉發展欠良好，這個孩子在健康、身體素質方面將會大大落後於同齡者，在人生之初就輸在健康的起跑線上了。

盡量選擇自然分娩，避免寶寶出生時可能出現的損傷，及時發現並糾正寶寶在成長初期出現的各種身體、骨骼和肌肉方面的毛病，平時注意餵養寶寶的方式，讓寶寶保持正確的姿勢等，這些都能為他一生的身體素質和健康加分！

良好的姿勢絕不僅是外型問題

良好的姿勢就像一幅名畫的輪廓和著色一樣，能影響一個人最基本的美學定位。要是一個人有駝背、彎腰、含胸等不良習慣，不僅會讓人覺得他的外在形象不好，更重要的是還會影響他的身心健康。尤其是正處在成長發育階段的小孩子，良好的姿勢不僅會使他們看上去活潑可愛、討人喜歡，還有更多的奧秘深藏其中。

中國有句老話叫做：「站如松，坐如鐘，臥如弓，行如風」，這是古人關於骨骼保健的至理名言，平時良好的姿勢有利於健美體型的塑造和維持，站立的時候要昂首挺胸，兩眼平視前方，微收腹，不聳肩，兩臂自然下垂，給人的感覺就會像是松樹一樣挺拔穩健。但有些孩子卻不是這樣，他們在站的時候喜歡含胸、弓背、聳肩或者斜倚在某些東西上，姿勢不優美不說，長期下去，會影響脊柱正常的生理彎曲，形成駝背、脊柱側彎之類既影響外型美觀又影響身體健康的問題。同樣地，坐姿、睡姿、走路的姿勢也是這樣，孩子正處在骨骼肌肉的成長發育階段，脊柱和四肢的骨骼具有較大的可塑性，家長平時一定要注意監督提醒，及時糾正孩子的不良姿勢，他們才能在今後的人生道路上擁有一副穩健強壯且正常的身子骨。

十一歲的萌萌是一個小學六年級的學生，按理說，這個年齡階段的孩子是最活蹦亂跳、調皮搗蛋的，但萌萌的爸爸、媽媽卻為萌萌不能像其他正常孩子一樣玩耍、運動而大傷腦筋。他們帶著他看遍了各種大小專科醫院，卻還是不能讓萌萌挺直腰桿走路。

爸爸、媽媽在萌萌八歲時發現他脊柱有側彎，走路姿勢一搖一擺的，很難看，當時爸爸、媽媽聽醫生說沒什麼大礙、不要緊之後，就真的沒有將這事放在心上，平時也不注意糾正萌萌的一些不良姿勢，過了三年，萌萌背上長出了一個非常明顯的大鼓包，這時萌萌的爸媽才開始急了！

這就是一個因為孩子長期的不良姿勢造成脊柱側彎的典型病例。萌萌的例子絕對不是個別現象，在某所幼稚園抽查的三百名幼兒中，有一百八十名幼兒患有程度不等的脊椎側彎疾病。這些孩子很多是一條腿長一條腿短，還有彎曲變形的，而他們的老師和家長竟然都沒有發現！

在此，我要提醒所有孩子的家長，平時一定要多留心觀察孩子的一舉一動，如果發現孩子的兩邊肩膀不在同一條水平線上、走路感覺一隻腳高一隻腳低等情況，一定要及早讓醫生檢查，並協助孩子糾正生活中的不良姿勢，才能讓孩子長成一棵挺拔堅韌的小白楊！

其實，矯正孩子的不良姿勢並不會很難，關鍵在於抓住重點部位進行矯正治療，側彎曲度就能夠得到矯正，姿勢也就會端正。只要從力學結構體的角度去觀察研究人體，就會發現脊柱彎曲是造成人體姿勢端正不端正的主要原因。脊柱彎曲導致了骨盆的歪斜，受此影響，股關節左右不平衡。股關節是連接大腿骨和骨盆的關節，如果股關節左右不平衡，那結果必然是兩條腿長短不一。

小孩子骨骼稚嫩，一般出現不正常即偏斜的器官，包括股關節的初期變形，都比較容易矯正治療（除先天性偏斜側彎外），恢復到正常位置也快。當然，家長要引導、督促小孩養成正確姿勢不是一朝一夕的事情，關鍵在於經常性、持久性和耐心。

孩子很小的時候，即嬰幼兒階段，主要是靠家長和大人協助扶正。嬰幼兒時期應以仰睡為主，側身睡覺不宜時間過長，一般小孩不宜趴著睡。有的小孩側身或趴著睡著後，大人應當輕輕地幫孩子翻過身來，讓其仰睡。

孩子上學讀書後，每週五天都要在學校裡聽課、讀書、寫作業，一天要坐上幾個小時。因此，在這個時期注意養成正確的坐姿，非常重要。然而，老師的上課時間有限，加上人數多，老師只能提醒全班同學注意端正坐姿，集中精力聽課；有的老師可能會提醒同學們抬頭挺胸、端正坐姿聽課或看黑板，但老師不可能，也難以做到對每個同學的坐姿具體指導扶正。因此，每天小孩放學後，晚上做回家作業時，家長應趁機引導、督促孩子端正坐姿。同時，座椅也要選擇高度適中的。如果座椅過高，而孩子還不夠高度，一時又買不到相對合適的座椅，那該怎麼辦呢？可以在腳底加個高度合適的腳墊，使孩子保持膝蓋成直角的狀態。

小孩子的站立時間一般不會太長，但家長也要指導孩子養成正確的站姿。具體地說，當孩子站立時，一般兩腳平行，不宜養成「稍息」的站姿習慣，以避免骨盆傾斜，影響兩條腿的平衡。如果站立時間長，引起腿腳疲勞或瘦累時，可以輪換雙腿支撐。家長還要引導孩子挺胸抬頭，以避免彎腰駝背。同時，注意指導小孩站立時，額頭與下巴保持垂直。

小孩子走路的正確姿勢，應該是抬頭挺胸，輕鬆自然地擺動雙臂。小孩子背的書包最好選擇雙肩包，如果是單肩包，就要隨時輪換背包包的肩膀，使兩個肩膀乃至整個身體協調平衡。

現今孩子們的脊柱問題已經相當明顯。更令人擔憂的是，由於這些脊柱不健康的孩子症狀不明顯或者沒有得到足夠重視，而沒有及時治療，在他們成年後極有可能產生嚴重的脊柱疾病而遭受更大的痛苦。

重視、叮嚀孩子們從小養成正確的姿勢，不僅有助於他們一生的健康，而且也有益於全家人的生活快樂與美滿幸福。

運動得當，才會長高

高大英俊、亭亭玉立是每一個進入青春期的男孩、女孩對自己身高外型的期望，同時也是父母在孩子成長過程中最為關注和重視的項目之一，為此，他們拚命地給孩子補充營養，牛奶、蛋白質、維生素、鈣片、雞鴨魚肉等應有盡有，可有些孩子偏偏就是長不高！

這些長不高的孩子，不是因為營養，也不是缺少運動鍛鍊，更不是因為父母，那麼他們長不高的原因在哪裡呢？我們知道，人體的身高主要是靠下肢的長度和脊柱的高度所決定的，所以孩子要長高，一定得在這兩方面想辦法、下功夫。

營養、運動和睡眠幾乎是所有家長都能夠想到讓孩子長高的「三大法寶」，營養可以補充孩子骨骼生長所必需的養料，因此，在孩子的每一個生長發育階段，牛奶、魚、肉、蛋、蔬菜、水果等是孩子的最佳成長夥伴；光攝取了營養，骨骼不吸收也不成，所以還得配合運動和良好充足的睡眠，使骨骼能夠很好地吸收並利用這些營養成分。如果「三大法寶」都使用上了，又排除父母身材矮小的遺傳因素影響，就一定要考慮，是不是孩子脊柱或者骨盆出現什麼問題了。

人體正常的脊柱從側面看，應該是有頸、胸、腰、骶四個生理彎曲，從後面看，脊柱位於背部正中，無凸起側彎等異常情況；正常的骨盆位置是平衡對稱，沒有一邊高一邊低的，檢查時讓孩子雙足併攏、直立，雙手自然下垂，看其兩肩高度是否在同一水平線上，或者，看孩子是否是一條腿長一條腿短，以此來判定孩子的脊柱、骨盆是否正常。對於成長發育中的孩子來說，脊柱側彎、骨盆偏斜等問題如果家長平時不注意觀察，就很容易被忽略，側彎的脊柱、偏斜的骨盆便會影響孩子的身心發育，阻礙個子的長高。

對長不高的孩子來說，有沒有能讓他們長高的法子呢？有！那就是脊椎調理。本來決定身高的脊柱骨，該直的地方不直，該彎的地方不彎，就像一條蜷曲的麻繩一樣，不把它拉開，它是永遠都不會有長度的！另外，脊柱是人體神經集中的區域，如果出現扭曲側彎，勢必會影響刺激到這些向大腦中樞傳送資訊的通路，讓孩子的「長高因子」得不到釋放，成為孩子長高的巨大阻礙，而脊椎調理透過改善、解決這些問題，能夠使孩子快速增高。

這裡再順便提醒一下家長，一些體育運動項目非常受人們歡迎，例如乒乓球、羽毛球等，但是從身體平衡的角度來說，這些運動項目都只是運用單側的力量。由於孩子從小學到中學，甚至大學畢業前，都是在長骨骼、長身體，如果長期只進行這些運動，就比較容易造成骨骼偏歪，身體兩邊的力度和韌性會失去平衡。也許你會問，那運動員呢？事實上，這些項目的專職運動員除了經年累月地練習這些項目外，他們有專門的體能教練指導，還要練習跑步、彈跳、伏地挺身、游泳等活動，以確保全身力量平衡或基本上的平衡。

最有利於全身骨骼均衡發育的項目莫過於游泳。在週休假日裡，家長應多帶小孩去游泳。因為游泳最能讓孩子全身得到平衡的伸展，身體兩邊的肌肉得到幾乎一樣的鍛鍊，並促進全身血脈暢通，有利於鍛鍊其筋骨的韌度和毅力，也有利於孩子的發育和長高。

食物和運動是健康發育的兩個車輪，缺一不可。食物中含有人體發育及大腦活動所需要的所有化學成分，這些化學成分稱為營養素。人體的大腦、心臟、血液、肌肉、骨骼及其他各種組織的材料，全靠營養素供給，與此同時，人們的喜怒哀樂、知識累積、事物判斷、發明創造等大腦的精神活動與構思創意，也是由食物中所含有的營養素來維持的。

要讓孩子的身體發育與智力發育同步增長，除了前面所講到的食物營養搭配和身體鍛鍊之外，還要增加或補充一些有機賴胺酸，因為賴胺酸是人體內自己不能合成的胺基酸之一，其主要作用是促進體內的消化吸收，加速蛋白質合成，且能抗病抗炎，和加強腦細胞的活動能力。讓孩子多吃些含胺基酸的食物，如賴胺酸麵包、餅乾，或者平常在膳食中添加些賴胺酸製劑等，可達到促進孩子發育旺盛、智力增長的效果。

跌倒了就站起來——事情沒那麼簡單

孩子總是天真調皮，喜歡打打鬧鬧，但聰明好動的孩子總是難免磕磕碰碰，在玩耍的時候摔跤是常有的事情。作為父母，我們雖然提倡給予孩子足夠的快樂空間，放手讓他們在跌倒後自己站起來的過程中充分體驗人生的酸甜苦辣，但是作為孩子的守護者，我們在心裡可千萬別少了根弦，也應時時關注孩子的健康。

明明是一個初中二年級的中學生，自小體弱多病，感冒、發燒、拉肚子之類的小毛病在他身上可是家常便飯，爸爸、媽媽為了他這副弱不禁風的身體，可是擔加足了心，什麼鈣片、維生素片、營養片……包括運動鍛鍊，只要是能夠提高和增強孩子體質的偏方都試遍了，可是明明的身體素質就是得不到改善！最近的一兩個月，明明的媽媽突然發現兒子走路的姿勢有些不對，感覺總是一搖一擺、走不穩的樣子，電視裡的廣告提醒了明明媽，於是她趕快帶明明上醫院檢查。

聽了明明媽對孩子從小愛生病的抱怨和現在病史的描述後，我建議給明明做一個全身檢查，透過這個檢查，我發現明明的骨盆、髖關節位置不正常，有移位現象！然後又詳細地詢問明明媽，關於孩子以前骨盆、髖關節的損傷和發病史，明明媽一開始極力否認孩子以前有這方面的損傷情況，後來經過我的極力追問，她思索了半天才恍然大悟似地想起來，說明明在四、五歲的時候，有次因為溜冰，不小心摔了一跤，當時左側大腿骨折，在醫院裡住了一個多月，但醫生沒有告訴他們明明有骨盆、髖關節上的損傷。

這就是明明身上存在的問題了！我給他做骨盆、髖關節的位置矯正和修復，再配合脊椎理療，持續地做了半年多，明明走路搖搖擺擺、一上一下的情況消失了，更重要的是，他動不動愛生病的壞毛病也減少了，體質有了大大的改善！他的爸爸、媽媽問我是用什麼法子治好了明明的，我告訴他們——脊柱理療。

脊柱理療為什麼能夠幫助明明改善體質呢？那是因為明明體質虛弱的癥結是在脊髓上。明明因為小時候溜冰不小心摔倒，使大腿骨折，卻沒有檢查出骨盆和髖關節的問題。由於錯位的骨盆、髖關節會擠壓脊椎，導致神經血管傳遞資訊、輸送血液的功能失常，以致影響孩子的生長發育。

明明的例子提醒所有的父母：千萬不要以為孩子跌倒了站起來就沒事，事情沒有那麼簡單！更不要小看孩子摔倒，最好時常檢查孩子的骨盆、脊柱是否在位置上有異常，有了問題時，也可以先檢查一下骨盆和脊柱。

前面提到我六歲的孫子在學校上體育課的時候摔了一跤，頸椎向前脫位。到醫院後，醫生給他用布兜著做頭部牽引。第一天去，向前移位有三、四毫米，牽引以後就復位了。但復位以後，在護理方面，護士不是很熟悉病理情況，這種小孩跌倒是往前跌的，那治療方面應該是往後伸，但小孩在牽引後，後面的後腦壓得有點兒痛，家屬不知道，告訴護士，護士就墊棉花，墊了之後，頭部又往前傾，第三天就又錯位了。後來我去了，天天摸他的骨頭，對位我才放心。最後住院一個月，回到家又觀察一個月之後，他完全恢復了：骨頭的位置完全恢復了，而其功能也完全恢復了。假如當時忽視了，這個小孩頭部往前傾，頸椎肯定就不穩定了。這個小孩才六歲多，那往後的一輩子肯定就完了。有些人頭歪頸歪，其實都是少年時期、青年時期受傷造成的。我孫子這種外傷性半脫位，如果當時沒治好，他以後頭就仰不上來了。

日常生活裡，小孩子跑跑摔摔挺多的，有些問題若沒有發現，就是一輩子的影響。我經常提醒家長，別小看孩子跌倒了，讓他自己站起來就行，而是應該看看摔倒的地方，並及時將他扶起來，因為小孩的骨骼還很稚嫩，容易受到傷害。如果發現小孩的骨頭有受傷的話，應該馬上帶孩子去醫院，請醫生運用專業的手法幫助孩子矯正，避免這些問題的後遺症影響到孩子的正常生長發育。

視力減退，請幫助孩子及時挽回

眼睛是心靈的窗戶，擁有一雙明亮健康的眼睛對成長中的孩子來說，是非常重要的；隨著現代網路的普及，越來越多的孩子因為長期上網以及不良的讀書生活習慣，眼睛長期處於疲勞狀態，以致視力減退、近視等問題越來越嚴重。

小孩在出現視力障礙或減退的初期，實際上是一個還沒有真正影響視力、變化可逆的時期，稱作「假性近視」。在這個時候，家長及時將小孩帶到醫院，請醫生治療和矯正，小孩的視力很快就能恢復正常。家長千萬別因為自己的疏忽而錯過改變孩子一生命運的機會啊！

定期或不定期地帶小孩去醫院檢查視力，如果發現小孩有眼疾，要盡早治療，如有近視、遠視、散光等屈光不正的問題，一定要請醫師幫忙，給小孩戴眼鏡矯正。

也許你會說，這是眼科醫師診治的疾病，與養骨有什麼關係呢？事實上，有的視力障礙或減退是與脊柱和頸椎迫切相關的，被稱之為頸源性視力障礙。具體地說，它是指由於頸椎病或頸部軟組織損傷所導致的視力下降、視物模糊、眼痛、眼乾、眼球震顫、複視，以及眼底、眼肌、屈光等病變。

當孩子經常揉眼、眨眼，醫生卻又檢查不出什麼眼部發炎的明顯症狀時，家長一定要考慮頸椎上的毛病。頸椎病會造成自律神經功能紊亂和椎基底動脈供血不足，影響大腦後動脈的供血，使大腦枕葉視覺中樞缺血，造成皮層性視力障礙。

孩子出現這類問題時，家長不要急著給他們配眼鏡，所謂「治病要治本」，首先要從頸椎的調養和護養開始，改善大腦視覺皮層中樞的供血狀況，才能取得良好的視力保護效果。

這種頸源性眼病有其明顯的特徵：它常在頸部外傷後出現；單眼或雙眼有疼痛感，主要是眼球後部痛，也有的人說眼球有向後拉或向前推的感覺；眼部症狀和頭頸姿勢改變有明顯的關係，不少人感到頭部在某一特殊的姿勢時，眼部和頸椎症狀均減輕，而另外一種姿勢時則加重，所以患者常保持一定的強制姿勢。

當然，小孩子不會像大人那樣罹患頸椎的退行性病變，但外傷還是很有可能的。頸部受傷以後沒有徹底治療，或者受傷時症狀不明顯，都可能造成頸源性視力障礙。骨科醫生的手法治療對此有絕對優勢，只要孩子的問題沒有嚴重到非手術治療不可的時候，都可以運用中醫手法治療，先糾正脊柱內外平衡，再在印堂、陽白、睛明、魚腰、絲竹空、太陽等穴位處，進行推按治療。

有專家認為，從小孩到成人的正常視力，必須具備以下三個條件：

首先，眼睛的屈光系統包括角膜、房水、晶狀體及玻璃體，必須保持透明性與正常位置。

其次，視網膜和視神經的感光與傳導功能必須健全。

第三，大腦皮層中樞的功能必須正常。

這三個環節的任何部位由各種原因引起病變，都會引起屈光不正常等視力障礙。因此，長期關注小孩的視力，使孩子保持眼睛明亮、視力正常，既是每位家長的共同願望，也是每位家長一份不可掉以輕心的職責。

當發現小孩視力減退或視力障礙的初期，家長應當主動及時地將小孩帶到醫院，請醫生治療或矯正。讓小孩有一雙視力正常而充滿靈性的眼睛，是全家人的光明前程與快樂幸福的美好希望。

養好骨骼，孩子更聰明

每個人都想擁有一副健美挺拔的身材和一個聰明靈活的頭腦，因此，在孩子成長發育的過程中，就要特別注意加強培養骨骼和大腦兩方面的功能作用。在保健食品市場上，有一種產品打出的廣告標語就是「補充大腦營養，促進骨骼生長」，這充分體現出大腦和骨骼對孩子成長發育的重要性。

其實，骨骼和大腦的聯繫，更多的是體現在運動與大腦的關係上。運動是骨骼最基本的功能，骨骼運動能夠促進大腦供血，讓大腦更充分地吸收到養分，使孩子變得更加聰明。我們知道，大腦是人體最閒不住的一個器官，用得越多，它越靈活，如果長期處於功能活動低下的狀態，慢慢地就會變得廢棄失靈，骨骼運動從某一方面的意義來說，正是對大腦的一種鍛鍊。反過來說，大腦是骨骼運動的指揮中樞，骨骼運動的發起、進行和結束，都必須依靠大腦的指令。

骨骼是身體的支柱，人體靠骨骼才能活動；骨骼支撐著人體，而脊椎神經是神經系統的中樞。如果骨骼和神經發生障礙，健康就會發生嚴重問題，從一些相關研究調查資料中，可以看出兒童從日常飲食吸收的鈣質，其實並不能滿足其生長發育的需要，還需要適量地添加鈣的補充劑，來達到兒童所需的鈣量水準；在孩子成長發育的階段，透過專業鈣製劑搭配膳食進行補鈣的孩子，比單純採用食物補鈣的孩子，在身高方面更勝一籌。

補鈣對於孩子的成長和骨骼健康具有非常重要的作用。大部分的鈣都存在於骨骼和牙齒中，一旦缺少的話，首先會影響孩子的生長，導致骨質疏鬆、骨折等，因此適量的鈣質補充，對兒童身高至關重要。

四至十歲是生長發育的重要階段，在這一階段，外界補充的鈣質越充足、越及時，孩子骨骼的營養基礎就越牢固。除此之外，鈣質補充還能有益於孩子內臟及大腦的發育，讓孩子變得更加聰明。

身心健康的孩子才可能骨骼強健

作為長輩，如果在孩子這棵幼小的生命之樹尚未長成的時候，給予他足夠的呵護和及時的矯正，以此奠定他成為健康大樹的堅實基礎，那麼，日後長出的新葉才能夠更好地接受陽光和雨露，並回報予他的根基——骨骼。

孩子骨骼的強健也和良好健康的身心環境有關，近年來，國外有學者注意到，有些孩子因為缺乏愛和關心而停止增高發育，身高進展延緩，終至身材矮小，這也被稱為「社會—心理—矮小症候群」，或者被稱為「社會心理型侏儒症」。他們生長落後的關鍵原因，是不良環境對中樞神經增高系統（尤其是下丘腦）形成長期的惡性刺激，導致下丘腦分泌生長激素不足。

這些身心不夠健康的孩子，主要表現症狀為心理紊亂、生長發育緩慢（有時一年還長不了三公分）、青春期延遲增高等。當孩子離開不良的家庭或環境後，矮小現象等就可能得到改善。但也有專家指出，不少兒童離開上述惡劣環境後並不一定好轉，所以提出了預防性措施：準確地弄清楚不利因素和環境，從妊娠、出生時就開始檢查有沒有不利於增高的因素，而家庭應該擔負起更多的責任，注意為孩子補充營養，並改善孩子的社會—心理環境。

這就是那些與社會隔絕，尤其是在嬰幼兒時期沒有獲得正常社會關係的人（如印度狼孩），生理和心理都不可能達到正常人發展水準的主要原因。而那些生活在較優渥社會經濟條件下的兒童，身高增長較快，其中影響最大的因素，就是父母的關愛。家庭破裂，遭受虐待歧視，會給一些兒童造成心理創傷，而較長時期的情感抑鬱則會影響其身心發育。得不到母親愛撫的孩子，身高通常會比得到充分愛撫的孩子低一些，因為前者體內生長激素的分泌量比後者少。感情融洽的家庭和人際關係能給兒童安全感，亦有助於身高的增加。

只要透過科學飲食和靈活的運動鍛鍊，就能達到讓小孩正常發育成長、健壯長高、靈活聰明的目的和願望。前面我說過，食物和運動是健康發育的兩個車輪，缺一不可。人體的大腦、心臟、血液、肌肉、骨骼及其他各種組織的材料，全靠從食物中獲得的營養物質來供給。孩子長高主要靠骨骼，特別是脊柱和腿骨的生長。從兒童到青少年這一成長期的骨頭頂端有骨端軟骨的部分，只要營養供給充分，這個部分就能生長，骨頭也會跟著增長，人自然就會長高。

孩子正常發育、健壯長高的另一個因素，是加強運動鍛鍊。透過各種體育運動，來增強小孩的體質。孩子在學校讀書，除了體育課按老師的安排要求外，在課餘時間，可以選擇引體向上、爬竹竿、跳繩、踢足球等鍛鍊活動，以此加快血液循環和經筋的韌度，使之刺激骨關節乃至全身骨骼，同時也促進身上肌肉的發達，而肌肉的發達又能更加滋潤體內骨骼和各個關節的發育生長，只有骨骼延伸增長，人體身高才會增長，孩子的骨骼也才能更加強壯健康。

小孩骨骼未成熟，不宜過早扶著走路

「三個月會翻身，六個月能坐起，九個月會走路」，這是人們普遍認為一個正常健康、活潑可愛的小寶寶發育成長的最初過程。

在醫院的骨科門診裡，常有家長帶著兩三歲的小孩來諮詢或看病，家長們反映，小孩出生後的幾個月裡，小腿長得比較直，怎麼學會走路後，小腿反倒比原來略顯彎曲呢？我們家長乃至上一輩人，也沒有這樣明顯的彎曲，不可能是遺傳的，那到底是為什麼呢？

我這樣給小孩的家長們解釋，小孩的發育成長包括增高，主要是靠體內的骨骼。在沒有遺傳的情況下，孩子剛學會走路，小腿卻比剛出生的嬰兒略顯彎曲，這十之八九是與大人過早扶著小孩走路有關。因為小孩的父母親和爺爺奶奶們，都希望他快點學會走路，早點長高，早些學會日常生活上的自理能力。於是，大人們在小孩剛學會站立的時候，就用兩手托著他的手臂，讓他一步一步地學走路，而且持續不斷，幾乎天天如此，小孩也因此較快地學會了走路。

然而，他們卻忽略了一個簡單而又重要的科學道理，小孩的骨骼還很稚嫩，特別是生長發育尚未成熟的兩條小腿骨。當你扶著他走路的時候，雖然他一部分的重量壓在你的雙手上，但其實他全身的重量還是幾乎壓在他的小腿骨上。可想而知，那麼稚嫩且還有些鬆軟的小腿骨，要承受著十幾乃至二十多斤重的身體壓力，不變形彎曲才怪呢！

家長們聽到這裡，心中既後悔又有些著急。

我趕忙安慰他們說，現在小孩還處在長骨骼、長身體的重要時期，今後他們只要在飲食中多注意補充含鈣、磷等的營養食品，並適當地讓他們游泳、跳繩，就能促進骨骼的增長與成熟，小腿骨也會變得堅硬有力。

只是小腿骨略顯彎曲，多少有些不雅觀，而且也可能影響身體長高。欲速則不達，家長們千萬要記住，小孩的骨骼尚未成熟，千萬不能過早地讓他們學走路！

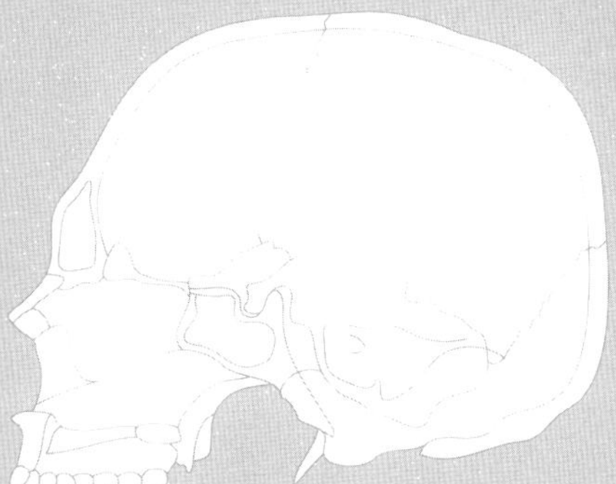

第7章 身子好，骨才硬朗

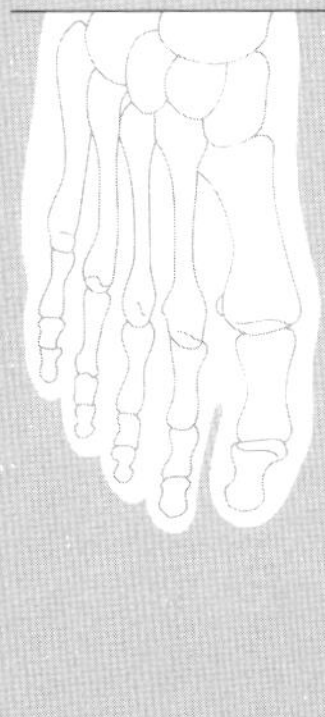

我羅患心肌梗塞後，開始吃阿斯匹林，但由於阿斯匹林對胃刺激太大，所以我自己停了藥，另外給自己設計了一套調理方案。我在江濱醫院的病房有十幾平方公尺，我堅持每天沿著房間的牆緣走五十到八十圈，這樣差不多有一萬步。透過鍛鍊，讓我感覺十分良好。病後第二年，我去日本講學，有點難受，但頂住了。現在十幾年了，一年差不多出國兩次，起碼去了將近二十次。到後來，我身體健康了，身子骨硬朗了，就什麼都不畏懼了。

很多人得了大病就容易絕望，覺得即使病治好了，身體也好不了了。作為醫生，我必須說，這樣想就完全錯了，如果能夠痛下決心，重新調整自己的生活習慣，重新安頓自己的身體，其實完全可以重新調理好自己的身體。

在恢復的過程中，我覺得心態對健康的影響是最大的。俗話說，笑一笑十年少，愁一愁白了頭。這何嘗沒有科學道理呢。科學研究指出，憂鬱的心情會導致人的抵抗力下降，影響健康。如果我在這個病癒過程中總是抑鬱不解，我想也沒法恢復過來；在面對健康的態度上，其實我母親給我的積極影響最大，勝過了很多飽讀醫書的同行。

我母親心態平和，樂善好施。她二〇〇五年去世，享年九十五歲，而當時我六十六歲。我和她在一起生活了六十四年，沒有吵過架。她沒有罵過我一句，我也沒有罵過她一句。其中，有一段時間，我在外地求學，但母子關係很好。她對我沒有什麼要求，我記得她經常對我說這樣一些話：「不要求人太多，能做的自己做，求人不如求己，不要增加別人的困難；摔倒了，要自己爬起來；在生活上要低調點，工作則要高調點。」她的這些道理伴我成長，對我影響很大。她一輩子自己洗衣服、掃地，一直到九十五歲。

母親一輩子的治療費僅僅三百二十元人民幣。她胃痛，找我看一下就好了，平時感冒時，她就自己刮痧。她還有很多農村的秘方，比如說拉肚子，她就拿蟠桃葉泡水——這是我用過的方子，一喝下去就好；喉嚨痛，用千層子，放點兒麝乾、甘草，泡茶喝。雖然她識字不多，但對自己的健康狀況很能掌控。

母親不捨得閒下來。一九九〇年前後，我在廣西中醫學院當院長。有天看到一個老太婆在民族師範學校那裡的實驗小學賣酸蘿蔔。突然，我發現這個老太婆就是我母親！我大為吃驚，我心想，我堂堂一個中醫學院院長，母親九十歲高齡竟然來賣酸蘿蔔，若傳出去，豈不是讓人笑話！

我跑上去問她：「媽，妳這是幹什麼呢？妳缺錢，我可以給妳。妳在家待著多好？不要跑出來。」母親說：「你給錢，我不要，我會這樣做，主要是因為看學生到街上吃的蘿蔔不衛生。我做的蘿蔔非常好，給不給錢都沒有問題。外面一毛錢一塊，我賣給學生吃，五分錢一塊。」母親當天賣了兩三塊錢。我說：「下次別來了。」她沒聽。

後來，還真像我想的那樣，有人開始講閒話了，說什麼韋貴康當了院長，都捨不得給老人家錢了。我著急了，央求她：「妳千萬別去了。妳要去的話，就不要收錢。」母親說：「我賣蘿蔔怎麼了？我是為了學生好。我的蘿蔔五分錢，外面一毛錢，這不偷不搶，沒有什麼不光彩的。」再回頭一想，我怕丟面子，其實是我自己的思想跑偏了，而母親的心態其實是很好的。她如此自信自立，自然長壽。

一個人心態要好，要達觀，才更容易擁有健康。尤其是當自己患有癌症等重大病症時，若精神層面夠強大，往往能轉危為安。不然，軀體會隨著精神的崩潰而被摧毀。

全身器官積極工作，回報骨骼有力的支援

透過前面幾個篇章的介紹，大家應該都能明白——骨骼健康對整個人的身心健康有著非常重要的作用，養好骨骼等於把身體健康養到了八、九分的良好狀態。那麼，整個人體健康的另外一兩分在哪裡呢？

除了健康有力的骨骼外，全身器官的良好狀態和積極工作，可以給骨骼強而有力的支援，保證人體走上一百分的健康快道。

骨骼是人體的支架，支撐著人體的獨立行走，支撐著思想活動的大腦，支撐著人身體上所有的器官、肌肉、組織……就像一個家庭中的爸爸一樣，作為家裡的樑柱，它肩負的擔子是相當沉重和巨大的，但是，如果這個家庭中的所有成員都能夠依靠自己的力量生存，而不是過多地依賴爸爸的薪水收入，那麼，爸爸的壓力就會大大減輕，而這個家庭也會在更大的程度上獲得富足與和諧，所面臨的家庭危機、家庭風險也相對減小。

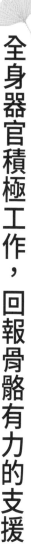

全身的五臟六腑、肌肉筋腱、血管神經等器官組織都很健康正常，它們就能各司其職，發揮各自正常的生理功能和作用，引導人體血液沿著正確的方向循環運行，使機體水液代謝正常等，就會大大減輕骨骼所承受的地心引力，將健康風險降至最低。

根據中醫的理論來說，五臟六腑、肢骸官竅各有其生機和所主的力量，它們需要一起配合，協調完成身體所主的各種活動，它們之間的關係是一損俱損、一榮俱榮。例如，中醫說：「肝屬剛臟，其氣主升，喜條達而惡抑鬱；脾屬土臟，其氣主降，喜燥惡濕。」講的就是身體裡肝和脾這兩個臟器，它們的作用力一個向上、一個向下，共同維持著體內環境的穩定和諧。

如果把人體比作一輛汽車的話，那麼骨骼就是這輛車的支架，包括中軸、橫樑、鋼輪等組件，大腦便是車頭的方向盤，負責指導、掌握和控制車子前進的行程線路，心臟是汽車的發動機，心血管是車內的輸油管道，肺和腎臟猶如車子裡的「血液淨化器」，肝臟則是汽車的「解毒器」——空氣濾清器和排氣管道。

無論哪個組件出了問題，都會直接影響到車子前進的動力，或導致汽車損壞而開不快，甚至根本不能開動。輸油管道斷裂，油料供應不了，車輪就不轉動；如果輸油管道被阻塞，致使油料供應不足，那麼車輪轉動就緩慢，同時，車身的支架就要承受數倍壓力來支撐整輛車子的緩慢行進。因此，車子的哪個組件磨損了，都要及時維修，有的零件或組件疏通修理就可以，但有的還要更新。車子只有各個組件都正常地運轉，才能充滿活力地前行。車子注意保養好，就能延長其使用壽命，並提高運輸效率。

由此可見，人體的心臟、心血管、肺部和腎、肝臟等器官功能，與骨骼的健康活力和增強免疫力息息相關，需相互依存、緊密配合，才能共同支撐人體的生命之樹常青。

既然身體的脊柱乃至全身骨骼，都與心臟、血管等器官有著千絲萬縷、密不可分的關係，那麼，在護骨養生的同時，也必須重視對心臟和血管、肺部和肝臟等器官的呵護滋養。

1. 營養學家和中醫專家公認的養心食物有黃豆、黑芝麻、杏仁、木耳、海帶、菠菜等六種，它們非常有益於增強心臟的活力。日常飲食中攝取豐富膳食纖維的人，心臟病的發病率比其他人要低百分之十二。

注重飲食的同時，還要有針對性地進行體育運動鍛鍊，增強人體肌肉的耐力和關節活動的能力，它可以預防冠心病的發生，或有效地減輕冠心病的危險因素。另外，經常按摩胸部，能發揮保護心臟、促進呼吸通暢的作用。最後，注意保持樂觀的情緒，有助於緩解動脈硬化的進程，開懷大笑也是養護心臟、心血管的靈丹妙藥。

2. 中醫專家認為，肺與秋相對應，秋天是肺氣旺盛的時期，應重視養肺。如每天至少要比其他季節多喝五百毫升水，以保持肺臟與呼吸道的正常濕潤度，這是其一。

其次，養肺適合多喝粥，如銀耳大米粥、山藥大米粥、百合粥、蓮藕大米粥、大棗銀耳粥，以及吃梨、蘋果、香蕉、柿子、柑橘、核桃、百合、蘿蔔、銀耳等水果蔬菜。

經常喝綠茶，有益於心肺健康，因為綠茶中名為兒茶酚的抗氧化劑含量非常高，它能預防肺癌。

慢跑、腹式呼吸等運動鍛鍊，可以改善和增強肺部活動功能，提高身體的免疫力和抗病能力。

3.「春季進補有訣竅，養肝明目是首要」，肝臟與草木相似，在春季萌發、生長，肝臟在這個季節裡功能非常活躍。

養肝良方：一是多喝水補充體液，增強血液循環，同時有利於消化液和胰液、膽汁的分泌等；二是保持飲食平衡，五味不偏，少吃辣味食品，多吃新鮮蔬菜和水果等；三是少喝酒；四是有針對性地進行運動鍛鍊，如散步、打球、游泳、練太極拳等；五是保持心情開朗，樂觀會使人健康，精神振奮。同時要學會制怒，因為生氣發怒容易造成肝臟氣血瘀滯不暢。

日常生活中，還要慎防潛在的四大傷肝因素。第一，要提防病毒的傳染。據有關資料顯示，中國B肝病毒帶原者已有一億三千人之多，因此，在公眾聚集的地方，要注意衛生，防止病毒感染。第二，遠離黃麴黴素，保持飲食衛生習慣。因為這種毒素容易傷害肝臟。霉變的稻米、豆腐乳、苦花生等含有的黃麴黴素，可使肝病發病率提高很多。第三，酒精易傷肝。不宜空腹喝酒，避免損傷肝臟。第四，凡是藥都有「三分毒」，據相關資料統計，能引起肝臟損害的藥物有二百種以上，包括螺旋黴素、口服避孕藥等日常藥物。由此，平時患病吃藥需慎重。

作息時間有規律，對滋養肝臟有益處。按中醫經脈循行的理論，每天晚十一點至凌晨三點，是肝經運行的時間，肝的排毒需要在熟睡中進行。因此，早睡早起，對護養肝臟有幫助。

4. 有的器官，如眼睛、耳朵等對人體骨骼雖然沒有直接的利害關係或影響，但是，一旦視力或聽力下降，自然會影響到自身的生活品質。這時候，也間接地影響到了骨質的正常活力。所以，只有各個器官都健康，並正常地勤奮工作，才對骨骼有益處。反過來說，骨骼充滿了活力、增強了免疫力，就能提高人體生命的生存品質和價值，讓你生活在美好的人世間，有骨氣，更有福氣。

得到新鮮能量，骨頭才能更加強健

在管理學上有一個著名的鯰魚效應，講的是海運沙丁魚的路程中，在一船沙丁魚裡放進一條鯰魚，能夠提高沙丁魚抵達目的地時的存活率。它用來比喻在一個群體之中要想保持鮮活的生命力，就必須補充外來的新鮮能量。人體的骨骼也是一樣，要想骨骼健康強壯，就必須注意新鮮能量的補充。

在前面的篇章中，我們介紹到骨骼是人體的支架和運動發生器，任何機器要發生功能和作用，都必須有能量和營養的支持，汽油、柴油是汽車的能量來源，二氧化碳、水分、養分是植物的營養成分，那麼，骨骼的營養成分又是什麼呢？可能馬上就會有人說是鈣、磷、鐵等礦物質，然後一一羅列出相關的各種營養食物和物質。是的，充足的鈣、維生素D、磷、鐵等物質對於骨骼的健康是不可或缺的，但如果跟骨骼生長發育相關的臟器出現問題，骨骼就不能將這些外來的營養轉變為自身的營養了。

身體裡的各個器官，雖然掛在骨骼這支架上的位置不同，但如果都能忠於職守，各負其責、各盡所能地做好本職工作，就能不斷地為身體注入新鮮血液，長保身體骨骼健康強壯。

心臟——處於身體最核心的地位，具有推動全身活力的重要作用。它比人的拳頭稍大，呈圓錐形，約三分之二在左側，三分之一在右側。心臟是一個耐力持久、強壯且日夜不停動作的動力器官，可以形象地稱作「強力泵」。它的主要功能是推動血液流動，使人體的血液循環得以維持；血液從心臟射入動脈，進而分佈至身體的各個器官，然後再又由靜脈流回心臟。心臟在為各個器官、組織提供充足的血流量，以供應氧和各種營養物質的同時，也帶走代謝的最終產物（如二氧化碳、尿素和尿酸等），使細胞維持正常代謝的功能。

心血管——血液流動的管道，分為動脈、靜脈和微血管。其功能是將心臟這個「強力泵」所送出的血液，輸運到人體骨骼等各個器官和部位。其中動脈是血液流出心臟的管道，並隨著心臟的跳動一張一縮。靜脈是血液回流進入心臟的通道，靜脈數量比動脈多。微血管則是把營養物質和氧氣釋放給組織，同時收集組織進行代謝後所產生的廢物和二氧化碳的地方。微血管的管壁很薄，薄到什麼程度——不到一微米。

肺——人體的「第一衛士」，分為左右兩肺，分別位於胸腔的左右兩側。肺的功能主要是進行氣體交換，為魄之處，氣之主。人體的防禦屏障，都要依賴肺所轉輸而來的營養物質濡養過濾。如果肺出了問題，哪怕是小毛病，都要特別重視，及時診治。二〇〇三年那場震驚世界的SARS疫情，讓國人難忘。因此，要多關注肺的健康，持續做相應的運動鍛鍊，以保持肺部清潔，進而增強肺活量，提高肺的免疫力。

腎——人體的「血液淨化器」。腎臟的主要功能是生尿和排尿。同時，腎臟還產生多種具有生物活性的物質，並進行內分泌的調節，人體內約百分之九十的毒素是通過腎臟以小便的方式排出體外的，其中包括機體代謝產物尿素、尿酸、礦物質等。中醫講「腎主骨」，簡單來說，就是腎藏精，精生髓，髓能養骨，腎精充盛，骨骼才能緻密健壯、強韌有度。

肝——人體最大的消化腺和主要解毒器官。肝臟還具有分泌膽汁，儲藏澱粉，調節蛋白質、脂肪和碳水化合物的新陳代謝及造血、凝血的功能。

人體的生命之樹，首先根基要紮得牢，才能站穩和長高。骨骼就像樹根、樹幹一樣，先給予或供給枝幹、葉子足夠的營養，精心地呵護和及時的矯正，藉此為大樹的健康成長打下堅實的基礎，等到這棵樹枝葉繁茂的時候，反過來，便能夠吸收和接受更多陽光雨露，以回報滋潤其自身的根基樹幹——骨骼。

骨質疏鬆，身體罷工的信號燈

大多數人會認為，骨質疏鬆是因為骨頭裡缺了鈣，所以骨頭變得像海綿似的疏鬆不堪，這時補鈣是唯一且最有效的治療方式。但事實上，骨質疏鬆是整個身體系統老化、全身器官開始怠工的表現！

年近半百的韓先生在一所科研院從事植物品種的研究與開發工作，每逢清明節，都會回山區老家祭祖掃墓，他在一次跟父老鄉親的聚餐上感覺右腿脹痛，試圖站起來到屋外活動，正在收腿時，右腿的膝蓋骨側上下的血脈卻加重了鼓脹疼痛，他用手觸摸，有硬腫的感覺。因為在親戚家，韓先生算是客人，他不想聲張而讓在場的人知道，便悄悄地用手按摩大腿和膝蓋上下至小腿處，約三分鐘後，脹痛感逐漸平緩了些，他便強忍著還在脹痛的腿部站起身來，先行告辭。

隨後，韓先生在屋外不停地自我按摩腿部，疼痛略有減輕，他便和大家一起走了一段斜坡的山路，準備到山腰間去乘車。

一路上，韓先生感到雙腿像罷工一樣沒勁兒，似乎體質一轉眼就變差了，真可謂力不從心呀！他看著前面走路的人們，有的已過花甲之年，有的已步入古稀歲月，還能挑擔走山路，步態如常，自然從容，他們身上像是有使不完的勁似的。韓先生心想，自己在農村生活二十多年，在接受再教育的年代裡，有「滾一身泥巴，曬一臉黑皮，磨一雙厚繭，挑出一副鐵肩膀，練出一顆紅心」的不平凡經歷，身體也結實硬朗過，挑擔的重量曾經超過自身一倍多，一天下來，雖然勞累，但也沒事。可現在怎麼了？體能竟下降得這麼快呀！

清明節後的一天，韓先生到我的門診諮詢治療。他向我訴說了自己近日來腿部等身上多處出現的「罷工信號燈」，它們影響了他的日常工作與正常生活……

像韓先生這樣的患者，在我的骨科門診室裡，每年都有上千人前來諮詢、診治，其中以四十至五十多歲的患者最多。這些人在年輕力壯時，也曾經信心百倍、幹勁衝天，風風火火、轟轟烈烈地奮鬥過來，有的人還成功地創造了一番業績。當步入不惑之年後，他們的肩上承受著業務工作與家庭生活壓力的兩副擔子，又缺乏系統性的運動鍛鍊，雖然也飯後百步走，但是效果並不明顯。

中醫理論認為，缺乏運動的肌肉無力把血液送回心臟，而心臟缺乏推動力，只依靠自身的收縮，也無力送出足夠的血液養料到體內各個器官。腿部離心臟遠，當血液供應不足時，血管收縮變窄，導致體內的部分血液瘀積在下肢，尤其是腿部。因此，有的人僅靠簡單的散步，是達不到增強體質，特別是增強肌肉力量的效果的。所以，他們的小腿、膝關節、腰、肩部等處會有比較明顯的骨質疏鬆症。腿部抽筋脹痛，罷工不樂意行走，便是在向你亮起了骨質疏鬆症的信號燈。

「樹枯根先竭，人老腿先衰。」在前面的章節裡，我講過腿部支撐起整個身體的壓力，而青春也是先從腿部流失的。身上沒活力，走路沒勁兒，感到體能下降了。這的確是骨質疏鬆在做怪。當然，這不僅是單純的缺鈣，而是身體的部分器官老化的開始，所以，腿、腳、肩、腰等處出現了罷工現象。像韓先生這樣的患者，還只是在初期階段。

針對韓先生的病情，我開出了四管齊下的處方：

一是有針對性地加強運動鍛鍊的力度。生活在山區農村的六、七十歲老人，在青壯年出外打工而缺少勞力的情況下，他們同樣必須耕耘勞作、挑肥種植，幾十斤重的擔子，他們挑著走路還是有勁，這是老人們經年累月堅持體力勞動的結果。舉重運動員、雜技演員能頂起、撐起或舉起的重量，遠遠超過了自身體重的數倍，也是靠著平時流汗鍛鍊出來的。

二是做好按摩、推拿的養生保健工作。先從腿部按摩起，在醫生的指導下，對整個腿部認認真真地按摩、推拿，進一步促進血液循環，使整個腿部的經絡和穴位都被推拿、按摩疏通到了。這樣一來，血液裡的鈣質就容易被腿部吸收，其肌肉的耐力會增強，腿部的抽筋問題也會自然地消除了。中醫理論講「腎主骨」，就是指骨骼的強健與腎氣有著密不可分的關係。腎精充足，才能使骨髓充足並促進血的生化，而當骨骼有了充足的骨髓營養，才能強壯且充滿活力，也才能有效地抗擊衰老、延緩骨質疏鬆症和預防抽筋。因此，重點按摩腰眼處，能溫煦腎陽，確保氣血暢通，強壯腰脊，提高骨骼的免疫力。

三是注意勞逸結合，不要長期熬夜工作，晚上加班不宜超過十一點鐘。

四是飲食與補鈣並行。

有句古話說：「亡羊補牢，未為晚也」，韓先生按照我開出的四管齊下健身養生處方，徹底執行到位，僅僅三個月的時間，腿就已經不抽筋了，走路又恢復了從前輕鬆自然的狀態，整個身體又充滿了自信的活力。

現代生活方式暗含的危機

我身邊的很多人都認為，健康就是身上沒有病。其實這真的不準確。應該說，人的軀體（生理）、心理、適應能力三方面的任何一方面有病，都叫做病。三個方面都沒有病，才算健康，要不然就是亞健康。就我看來，現代人的狀態是有病的佔百分之十五，身體健康的佔百分之十五，亞健康則佔百分之七十。

健康是最寶貴的財富，沒有健康，人將多麼痛苦，可以說等於沒了未來。有這樣一個說法：健康是一，事業、財富、婚姻、名利等都是後面的零，如果沒有最前面的那個一，後面有再多的零，也終究是零而已。

在過去的年歲裡，生活和工作條件大多很艱苦，營養不良症是多發病，還有貧血、傳染病、霍亂、傷寒、大骨病、血吸蟲病……到了今天，社會環境變了，多發的病症變成了心腦血管病、糖尿病、腫瘤、脊柱骨關節相關疾病，以及其他亞健康……

引起這種變化的一個原因，是藥物和治療的副作用。特別是激素類、消炎類藥物，它們對人體的損害很大；是藥三分毒，中藥也有副作用；就連手法推拿也有副作用，正規的中醫手法推拿當然沒問題，但很多不正規的地方使用強烈的手法，做來做去，皮膚都沒有感覺了，這種也是損害。

但是更深層次的原因，是現代人的生活方式、工作方式、心理因素有了很大的轉變，新問題出現了。很多人有時候說病也不算病，但就是很難受，物理檢查、化學檢查、生化檢查，都查不出明顯的狀況，但就是難受。我給大家條列一些常有的問題，你們可以拿來比照過去的老人和現在的年輕人。

1. 壓力大，包括工作、精神、心理壓力大。壓力大就導致血管收縮、代謝產物堆積，刺激神經就痛了。代謝在體內產生垃圾，自由基是體內垃圾的總稱。因此，身體容易衰老，皺紋、老年斑都跑出來了；憂鬱症、老年癡呆症也多起來了。
2. 在辦公室伏案工作，低頭彎腰太久，容易勞損。
3. 訊息多。文件、電話、書信、簡訊、電子郵件多，上網、線上聊天多。有一份資料顯示，一個人一天收到文件三十多份、電話七十多通、簡訊一百封，算下來，一天的資訊總共有兩百多件。這麼多的資訊使得人非常緊張。一緊張，資訊過剩症候群就出來了。

4. 鍛鍊少。負荷重、壓力大、自由基多，又缺乏鍛鍊，體內垃圾不能順利排除。

5. 飲食不規律。三餐都不定時，總是吃了上一餐沒下一餐，經常處於過饑或過飽的狀態，消化不良。

6. 飲食副作用。菸酒、海鮮、濃茶對人體傷害很大。吸菸，菸鹼就損害肺，容易引發肺癌。中醫認為肺與皮毛相表裡，吸菸會損害皮膚，所以吸菸的人皮膚是暗黑的，口唇也發黑。喝酒，酒精肝是最嚴重的。酒精還會損害軟骨，因此，喝酒的人容易罹患股骨頭壞死。海鮮會損害關節結締組織，比如韌帶、肌腱，而且海鮮中的普林含量都比較高，在人體內，普林會氧化變成尿酸，尿酸過高時就會引起痛風。濃茶會損害腦神經。據分析，美國的雷根總統就是因為愛喝濃茶，後來罹患了老年癡呆症。有些人喝了濃茶，晚上才能睡覺，不喝濃茶就睡不著。這說明已經中毒了，再繼續喝下去，會致使神經遲鈍，如果還接著喝，說不定就變成老年癡呆了。

7.化妝、寵物等新生活元素所造成不良的影響。有一位女生經常甩頭，新髮型的瀏海飄下來擋住眼睛時也甩頭，頭晃來晃去的，使得頸椎半脫位了。還有一位女生，二十二歲，未婚夫是做生意的，很有錢，她在家裡面看家、養狗。她每天遛狗，狗有三十多公斤，一狂起來跑得很快。她經常用一隻手拉住狗繩，腰就往右邊旋轉，一排的腰椎就這樣全部往右旋轉移位了。另外，搖呼啦圈時都只向一個方向旋轉，也會出問題；釣魚時的姿勢不對，也會損害身體。

當前人們的不健康主要表現是什麼，又該怎樣預防呢？

1.四肢不健康，表現為單純疲勞或綜合性疲勞。鍛鍊時不要忽快忽慢，如劇烈運動後一下子就坐下來，這樣肢體容易疲勞。要怎麼消除四肢的疲勞呢？答案是讓微血管運動。將手抬高，比心臟高就行了，腳步也抬高點兒，讓四肢的血液慢慢地跑回心臟裡去，四肢就不會那麼疲勞。

2.腦疲勞、腦缺血和頭昏。看太多書，頭昏腦脹。用腦過多、低頭太多，造成頸椎有問題，以致供血不足。這種疲勞怎麼消除？答案是減少用腦。怎麼防治頭暈？就是讓內耳振動，一振動，循環就快了。循環快，將代謝產物排出來，也就消除了腦疲勞。每個人要做鳴天鼓一百下，上午五十下，晚上五十下。你看，練鳴天鼓的少林寺和尚們，沒聽說哪個中風的，頭痛的也很少。因為他們經常敲打腦袋，腦袋裡三秒鐘動雷進去，三秒鐘靜雷出來。所以和尚念經時，厚厚一本經從頭背到尾，都沒有遺漏的部分。

3.心臟疲勞、心肌缺血、胸悶、心悸。這些症狀容易引起胸痛，嚴重的會出現心肌梗塞的狀況。

4.心理不健康有三種類型。一是煩躁易怒。二是情感變化劇烈或偏激。三是思想變化，對事物冷漠，世界觀、人生觀、價值觀改變，厭惡現實。

5.適應能力差。天氣變化時就容易感冒，到新的地方有睡眠障礙，有來看病的病人，說搬了新房子後就睡不著覺了。原來，他以前睡覺的位置是頭在北、腳在南，現在搬家以後，反過來了，頭在南、腳在北，倒過來睡覺，磁場沒有適應過來。

準備好，健步如飛吧！

快樂良好的心情有益於身心健康，這一點在一些長壽老人的養生經驗談裡常常被提起。

浙江第一壽星陳愛春，二〇〇九年高達一百一十五歲壽齡，老壽星膝下有二百三十多個子孫，居住在風景秀麗、民風淳樸、世外桃源般的農村，平時做著簡單的家務。四個子女均是八十多歲以上的老人，其中大女兒九十一歲，長年下田勞動，八十九歲的大兒子，還能挑起上百斤重的肥料下田耕種作物。

有關專家在總結老壽星和兒女們的健康長壽經驗時，列出五項因素：第一是日常生活有規律，包括適當的飲食營養、勞動和睡眠；第二是心地善良、樂於助人；

第三是跟地理環境有著密切的關係；第四是心態平和，性格樂觀開朗；第五是晚輩孝順，體貼老人，家庭團結和諧。

中國老年學會、瑞典老年學會、日本國際自然醫學會和世界衛生組織等權威機構，透過對世界各國的健康老人進行調查研究，已經得出一定的結論，那就是日常生活規律，對於健康老人、老壽星有著決定性的重要功用。因為他們工作或勞動及休息的時間安排有序，勞作、運動適量，休息也適度，興趣愛好廣泛，感情比較豐富，心態樂觀、情緒穩定，生活內容非常充實，所以才能健康長壽。

科學飲食、運動、保健養生、按時作息、性愛生活、娛樂生活與人體養骨健身均有著密切關係。日出而作，日落而息，這是自古以來的農民們的生產生活方式。隨著人類社會的發展、科學技術的不斷創新進步，以及現代機械化、半機械化生產方式的提升和普及，使得生產一線的工人和農民的勞動強度不斷地得到改善；現代化辦公設備的廣泛應用，更使得廣大的工作人員從繁瑣重複的勞動中解放出來，簡化了許多工作程序，也提高了工作效率。此外，在國家經濟實力不斷增強的基礎上，將每週工作六天調整為五天，從而增加了員工們的休閒娛樂時間，更有利於人們靈活地安排時間，自我進行強身健體的運動鍛鍊。

可是，在市場經濟的激烈競爭中，有的人經常加班，忘我地工作；有的人工作達到廢寢忘食的程度，連週休假日、國定假日和各種節日也用來加班工作；有的人是所在的單位工作壓力加大，就業崗位競爭激烈，出於無奈，只好延長勞動時間，超負荷地工作，以保住自身飯碗；還有的人是「網蟲」，總是通宵達旦地沉迷於網路。以上這些人群，經年累月地熬夜工作或上網，往往是損害身體健康的因素之一。

這是因為經常熬夜，會破壞體內新陳代謝的節律。白天造成的肌體消耗，需要靠夜晚的睡眠來補充，如果夜晚睡眠不足或沒有規律性，使身體的消耗不能得到有效的補充，就會造成疲勞、精神不振，從而導致體內器官的免疫力下降，感冒、腸胃道疾病、過敏、精神失調性疾病等均容易發生，由此也影響和損害了骨骼的正常健壯。

醫學專家認為，晚上十一點到凌晨三點是人體美容的最佳時間，也是人體老細胞壞死、新細胞再生最活躍的時段。如果在這個時間不睡覺，細胞的新陳代謝就會受到影響，自然會加速人的衰老。如果肝休息不夠，人的皮膚上會過早地出現粗糙、黑斑、粉刺、暗瘡等。從心理醫學的角度來看，睡眠不足會造成心理疲乏感，易發生焦慮、憂鬱、急躁等情緒反應，也會直接產生生理上的損害，如飲食缺乏、消化不良、免疫功能下降和失眠、健忘等。嚴重者會引發神經質、潰瘍病、高血壓、心肌梗塞、腦血管病和糖尿病等。

睡眠佔據了我們生命三分之一的時間。為了你的身體健康，一定要注意勞逸結合，保持足夠的睡眠時間，才能達到養骨養生的目的。因為睡眠之夜，是養骨的最佳時間，有利於維持、放鬆脊椎的正常生理曲度和骨骼平衡，此時也能使人體的各個器官得到合理的放鬆，有利於養精蓄銳，增強體質和活力。

在漫長的人生歲月裡，只要養成良好、有規律的生活方式，包括注重膳食營養平衡，注意勞逸結合、健康運動鍛鍊、性愛和諧適度、文化娛樂多樣等，人的體質就會改善，免疫功能也會增強，各個器官保持正常、健康地運行，使得骨骼更加硬朗，從而有效地抗擊各種疾病對人體的侵入，延緩生命衰老，健康長壽的良好心願就有希望達成！

後記

—向飲食起居要健康—

我罹患心肌梗塞後，長年吃得很清淡。我精心挑選了一些食材：蓮子、枸杞、淮山、黑棗、沅芷，這些是食材，同時也可以入藥。三年以後，我就不再吃藥了，到現在我的心電圖一直都正常。從此以後，我就特別注重飲食。

從前，特別在青少年時期，我什麼都吃，油炸和辛辣的食物也都吃。可是現在我明白了，也就怕了，就算想吃，也不敢吃了。我現在的飲食以清淡為主，選擇食材上的一個總原則是，必須是泥土裡生長出來的。主食包括稻米、麵粉、玉米，平時還會加點兒雜糧。蔬菜，自然都是土裡長出來的。肉類的選擇，也是和土有關係的，牛肉放在第一位，其次是羊肉、兔肉，羊和兔吃草。豬肉也可以，豬吃的糠也是土裡長出來的。

我最忌諱的就是菸，菸我是不吸的。菸草中含有的菸鹼對肺和皮膚的損害很厲害。從前，我不喝酒，即便喝也喝不到一兩。雖然少量喝酒對身體有好處，但是我對它沒有好感。尤其是心肌梗塞後，就更加深惡痛絕了。喝酒容易引發酒精肝，也容易造成骨頭壞死。至於茶，我只喝綠茶，因為綠茶是淡的，濃茶容易損害神經。我不太喜歡海鮮，特別是魷魚、鱸魚、蝦和螃蟹。這裡面含有很多的普林。普林產生尿酸，尿酸引起痛風，所以我在這方面也很注意。

我家裡面，由妻子負責配餐，因為她是護士長。我和妻子的飲食較為特殊，其他三人則飲食相同。基本上是幾種搭配，如果營養不夠就補充其他的食物，身體能夠調節的。比如說你吃的這個食物，鈣、鎂的元素少了點，身體自然會調節你體內鈣、鎂的水平。

特別是現代的生活用品，我都盡量少用。我家裡從來不用軟沙發和軟床。因為坐在軟沙發上，腰會往前彎，會引起腰椎的毛病。我家的沙發都是木製的，比較高，坐下來以後，它和小腿的高度差不多。我家的床都是硬板床。

針對心肝脾肺腎的問題，我有一個保健方子叫做五神湯。這五神湯由什麼組成呢？有補心的蓮子、補肝的枸杞子、補腎的黑棗、補脾的薏米和補肺的百合。五種藥材，每種對應一種臟器。還有一個胡志明養生酒的方子。熟地、山茱萸、老松節

（十年以上）、老桑枝（三年以上）、豆豉姜、鹿筋、路路通、千斤拔、黃芪各等量，各約五十公克。米酒要用四、五十度的，酒量要超過藥材的二分之一。一斤藥材約略要放三至五斤酒，加冰糖五十公克。這個方子裡沒有動物性的材料，全部都是草木類的。桑枝可疏通關節，以經補經，增強抵抗力。路路通是補腎、疏通關節的。方子相當方便，可以使身體強壯，長年用來滋養身體。

起居飲食無小事。某個小的、單一的行為，對身體健康不會產生多大的影響，但是經年累月的生活習慣，威力是很大的。為了擁有健康，我們應該檢視一下自己的飲食起居習慣，發現其中的問題，並用好的習慣來代替錯誤的方法。相信我，當你用科學的養生觀念「武裝」自己，無論你是五十、六十、七十還是八十歲，健康都只是個開始而已。

國家圖書館出版品預行編目(CIP)資料

養骨就能救命／韋貴康著. -- 初版. --
新北市：出色文化, 2016.03
面；　公分
ISBN 978-986-5678-82-1(平裝)

1.骨骼 2.中醫 3.保健常識

413.21　　　　　105001096

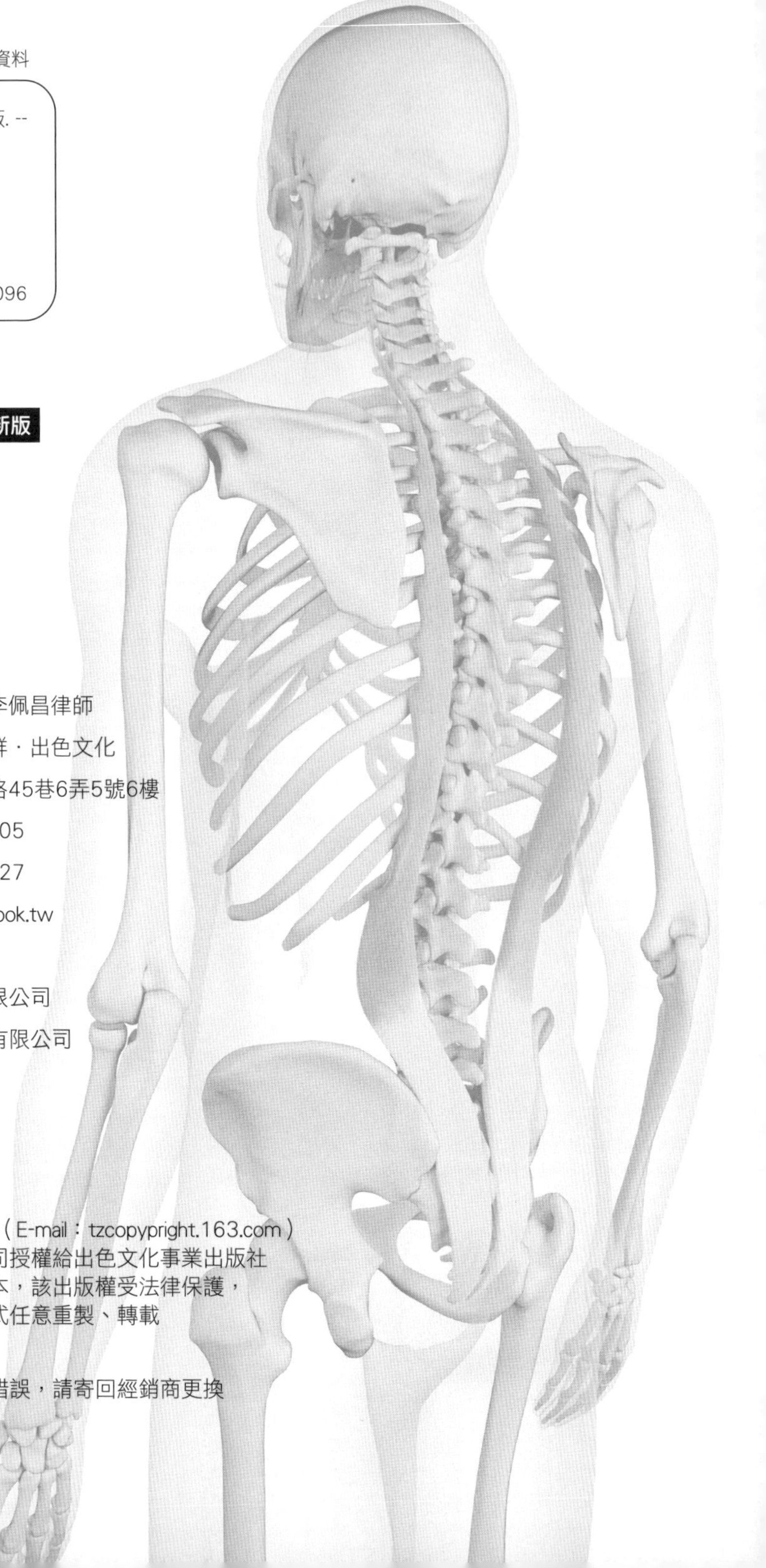

養骨就能救命 **暢銷新版**

作　　者－韋貴康
社　　長－陳純純
主　　編－黃佳燕、林麗文
封面設計－陳姿妤
行銷企劃－陳彥吟
法律顧問－六合法律事務所　李佩昌律師
出版發行－出色文化出版事業群．出色文化
　　　　　新北市新店區寶興路45巷6弄5號6樓
　　　　　電話：02-8914-6405
　　　　　傳真：02-2910-7127
　　　　　E-Mail：good@elitebook.tw

排　　版－菩薩蠻數位文化有限公司
印　　製－皇甫彩藝印刷股份有限公司
初版一刷－2016年3月
定　　價－360元

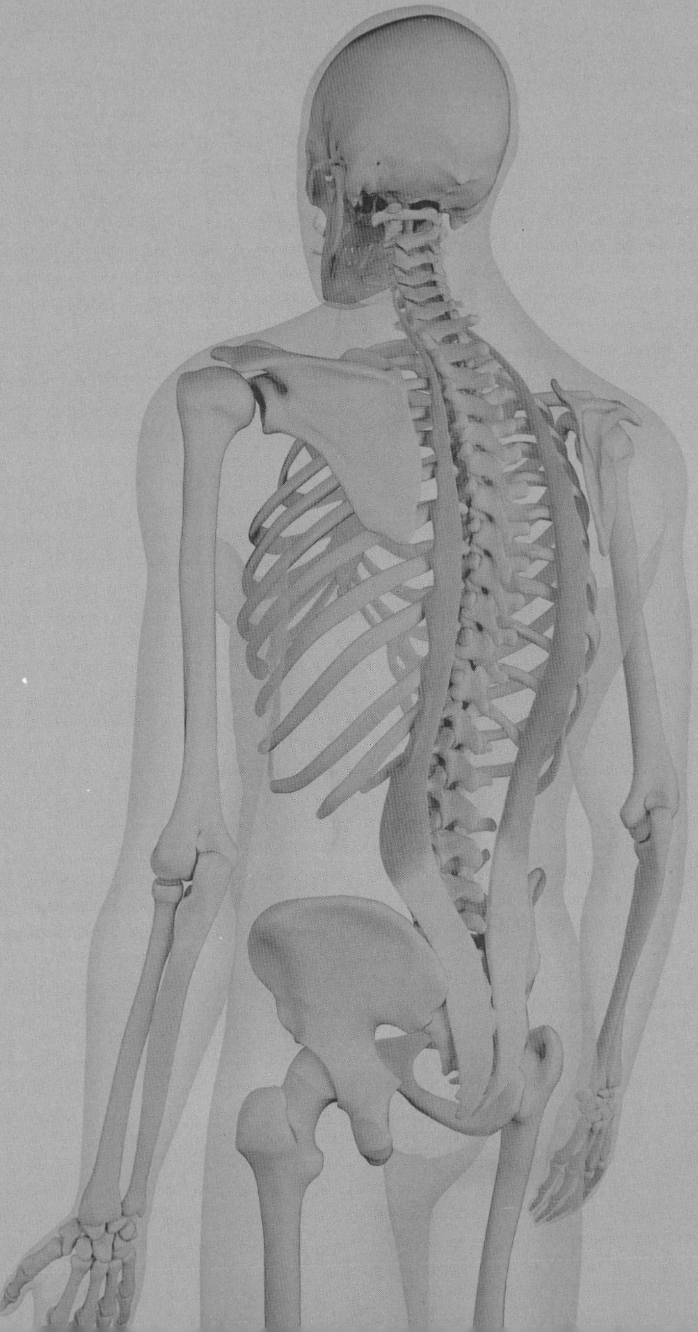